妳的憂鬱我懂！

產後情緒照護書

揮別產後憂鬱，
讓專家陪妳走出情緒低谷

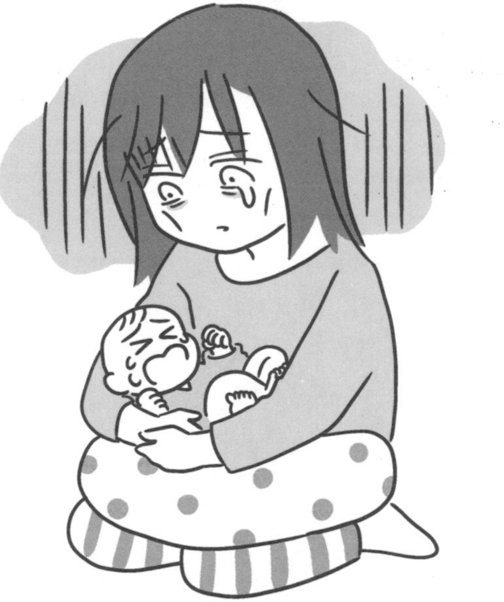

立花良之、細川モモ／監修
あらいぴろよ／漫畫・插畫
何姵儀／譯

序章

難道我得了產後憂鬱症？

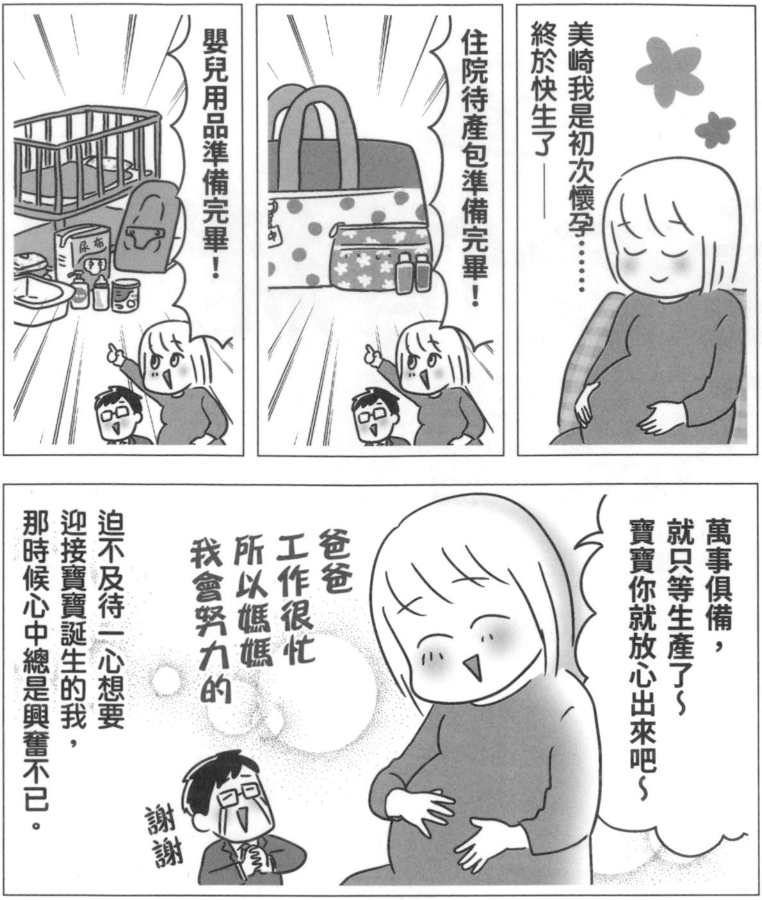

美崎我是初次懷孕……
終於快生了——
住院待產包準備完畢！
嬰兒用品準備完畢！
尿布
萬事俱備，
就只等生產了～
寶寶你就放心出來吧～
爸爸工作很忙
所以媽媽我會努力的
謝謝
迫不及待一心想要迎接寶寶誕生的我，那時候心中總是興奮不已。

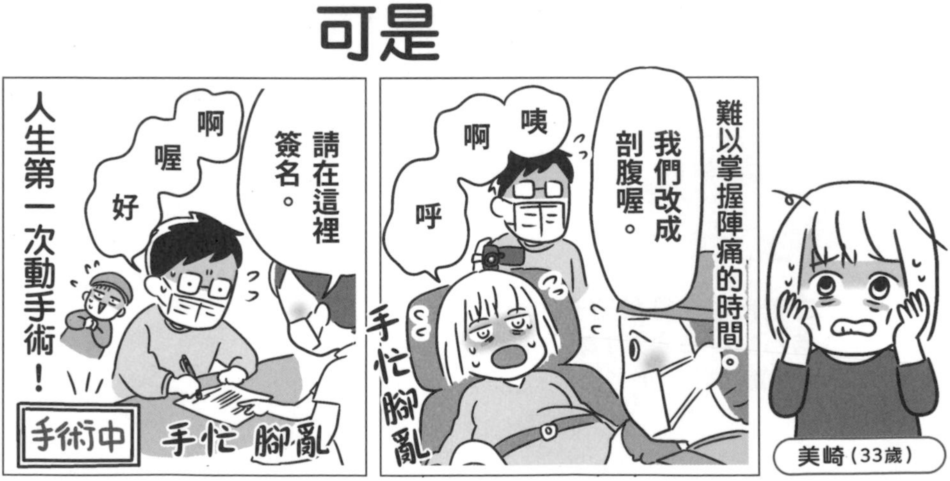

可是
美崎（33歲）
難以掌握陣痛的時間。
我們改成剖腹喔。
咦
啊
呼
手忙腳亂
請在這裡簽名。
啊
喔
好
人生第一次動手術！
手術中
手忙腳亂

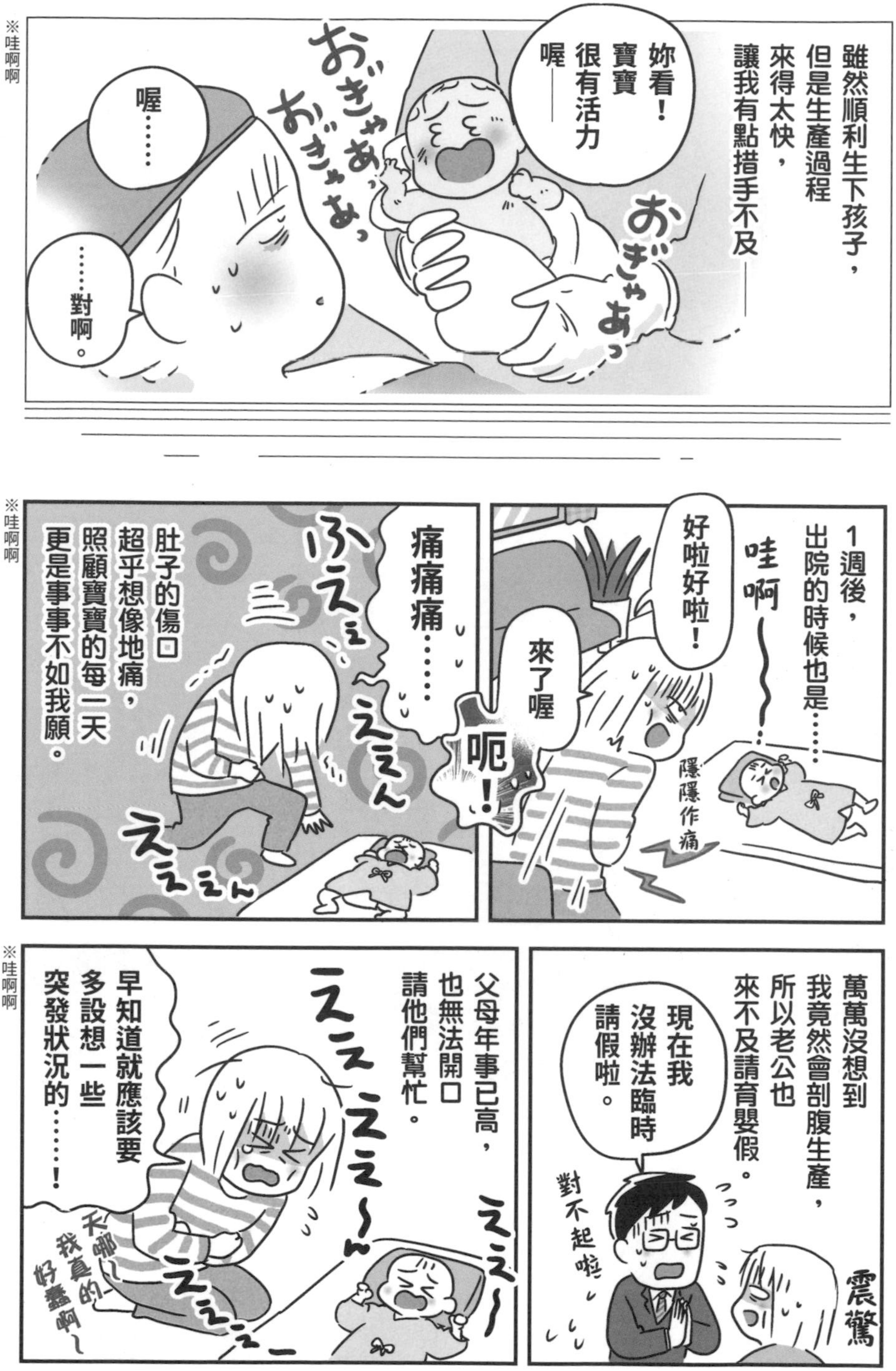
雖然順利生下孩子，但是生產過程來得太快，讓我有點措手不及——
妳看！寶寶很有活力喔——
おぎゃあっ おぎゃあっ おぎゃあっ
喔……
……對啊。
※哇啊啊
1週後，出院的時候也是……
哇啊——……
好啦好啦！
來了喔
呃！
隱隱作痛
痛痛痛……
ふぇぇ～
えぇぇん
ええええん
肚子的傷口超乎想像地痛，照顧寶寶的每一天更是事事不如我願。
※哇啊啊
萬萬沒想到我竟然會剖腹生產，所以老公也來不及請育嬰假。
現在我沒辦法臨時請假啦。
對不起啦
震驚
父母年事已高，也無法開口請他們幫忙。
ええええ～ん
ええ～
天哪～我真的好蠢啊～
早知道就應該要多設想一些突發狀況的……！
※哇啊啊

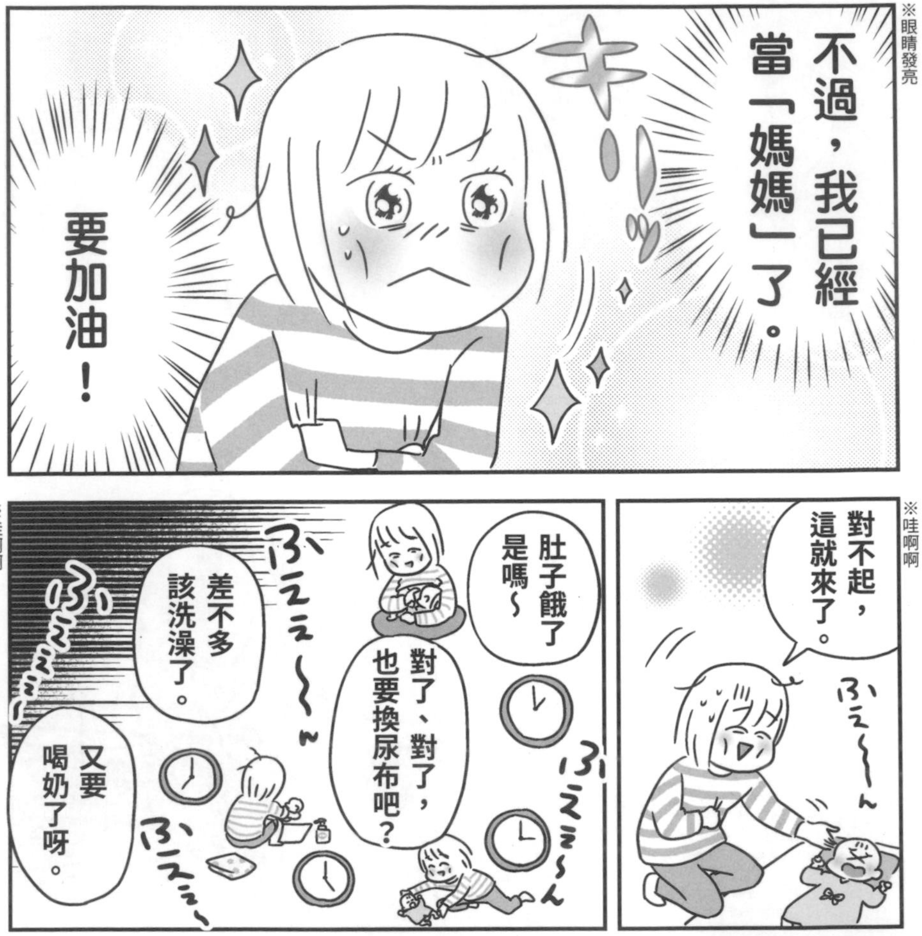

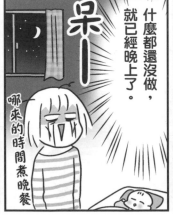

キリッ
※眼睛發亮
不過，我已經當「媽媽」了。
要加油！
ふえ～～ん
※哇啊啊
對不起，這就來了。
ふえぇ～ん
※哇啊啊
肚子餓了是嗎～
對了、對了，也要換尿布吧？
差不多該洗澡了。
又要喝奶了呀。
什麼都還沒做，就已經晚上了。
呆——
哪來的時間煮晚餐
ぷすー
※呼——
算了，反正寶寶也要睡了。
我也休息一下。

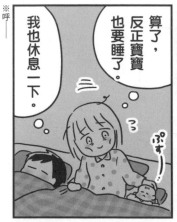

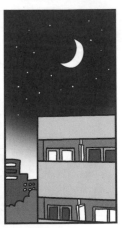

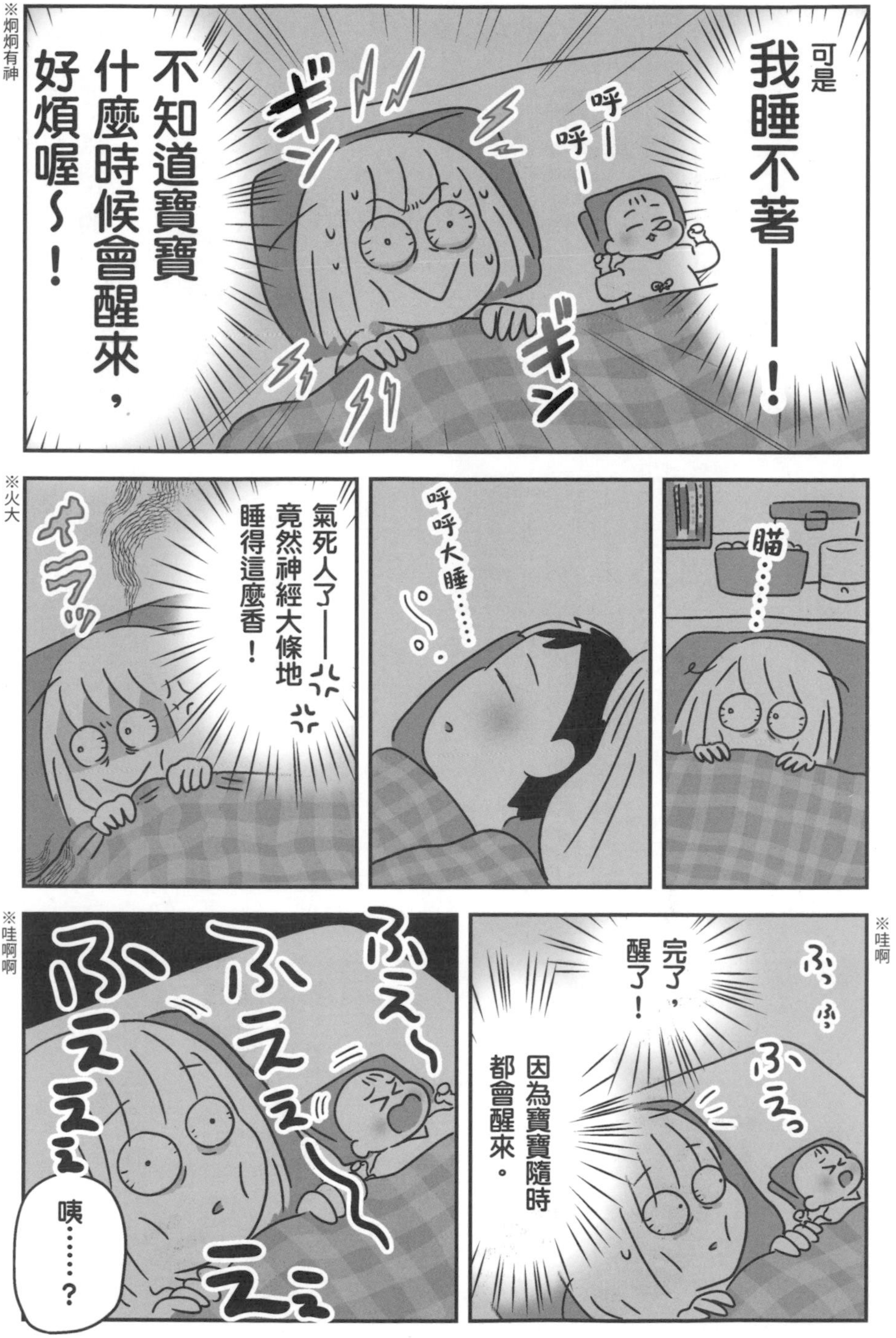
可是
我睡不著——！
呼ー
呼ー
ギン
ギン
不知道寶寶什麼時候會醒來，好煩喔～！
※炯炯有神
瞄……
呼呼大睡……
氣死人了——
竟然神經大條地睡得這麼香！
イラッ
※火大
完了，醒了！
因為寶寶隨時都會醒來。
ふっふ
ふえっ
※哇啊
ふえ～
ふえぇ～
ふえぇぇぇ～
咦……？
※哇啊啊

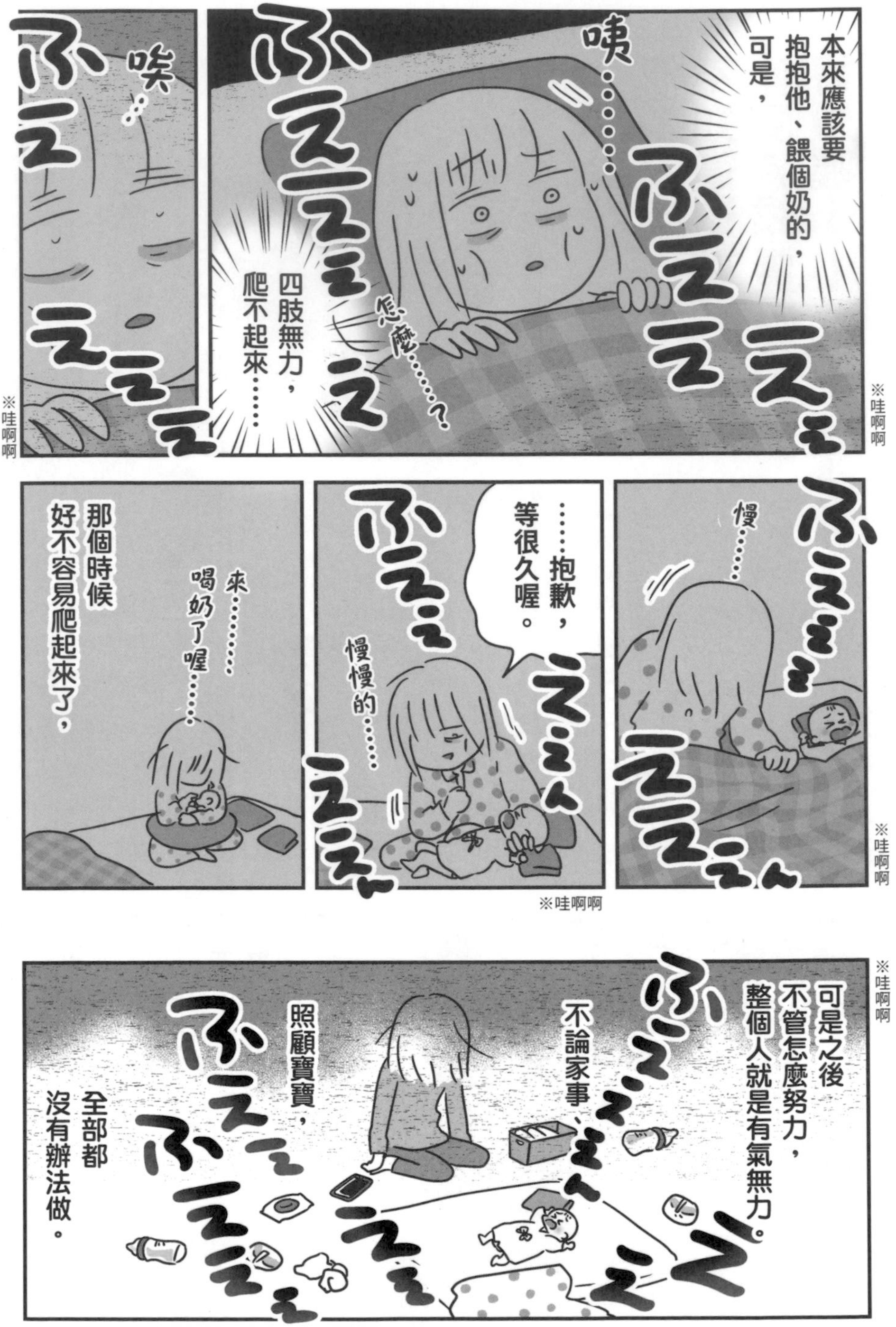

本來應該要
抱抱他、餵個奶的，
可是，
咦……
ふぇぇぇぇ
※哇啊啊
怎麼……？
四肢無力，
爬不起來……
ふぇぇぇぇ
唉……
ふぇぇぇぇ
※哇啊啊
慢……
ふぇぇぇぇぇん
※哇啊啊
……抱歉，
等很久喔。
慢慢的……
ふぇぇぇぇん
※哇啊啊
那個時候
好不容易爬起來了，
來……
喝奶了喔……
可是之後
不管怎麼努力，
整個人就是有氣無力。
不論家事，
照顧寶寶，
全部都
沒有辦法做。
ふぇぇぇぇ
ふぇぇぇぇ
※哇啊啊

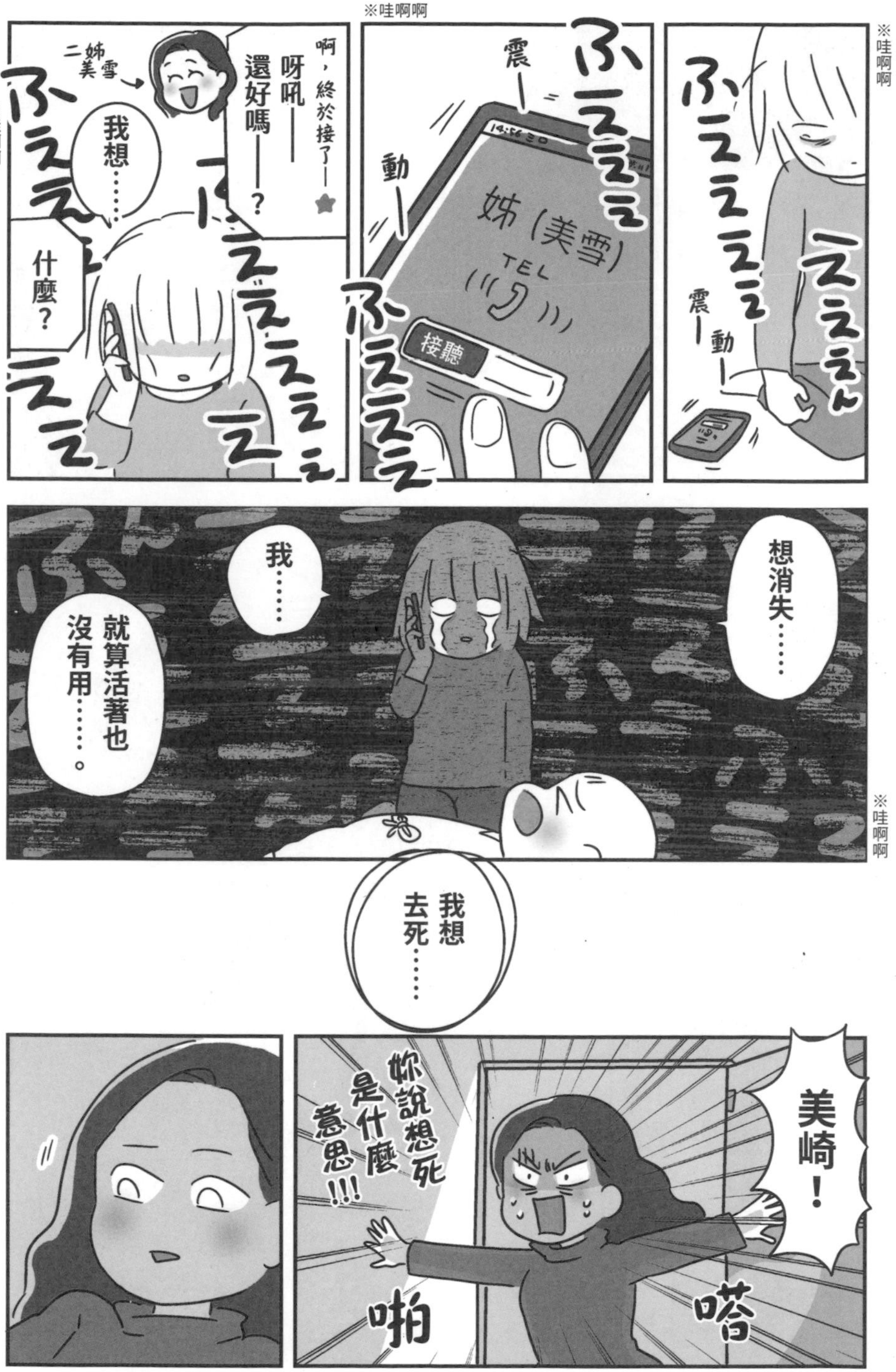
※哇啊啊
ふえええええええん
震—
動—
※哇啊啊
ふえええええ
震—
動—
姊(美雪)
TEL
接聽
ふえええええ
啊，終於接了——★
呀吼——還好嗎———？
二姊美雪
※哇啊啊
ふえええ
我想……
什麼？
ふえええええええ
想消失……
我……
就算活著也沒有用……。
※哇啊啊
我想去死……
美崎！
嗒
妳說想死是什麼意思!!!
啪

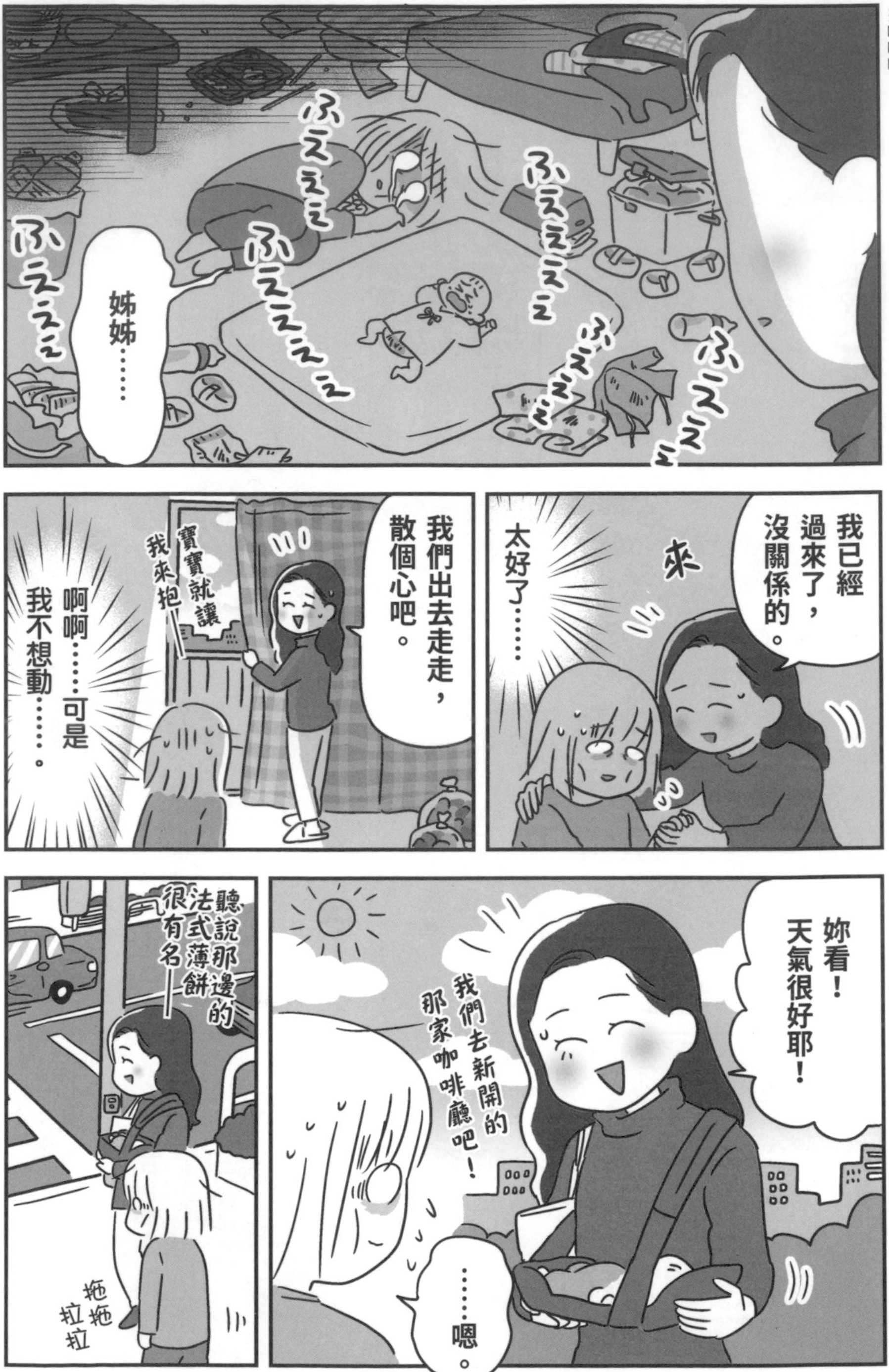
ふえええ
ふええええ
ふええええええ
ふえええええ
ふええええ
ふええええ
姊姊……
我已經過來了，沒關係的。
來
太好了……
我們出去走走，散個心吧。
寶寶就讓我來抱
啊啊……可是我不想動……。
妳看！天氣很好耶！
我們去新開的那家咖啡廳吧！
……嗯。
聽說那邊的法式薄餅很有名
拖拖拉拉

※哇啊啊

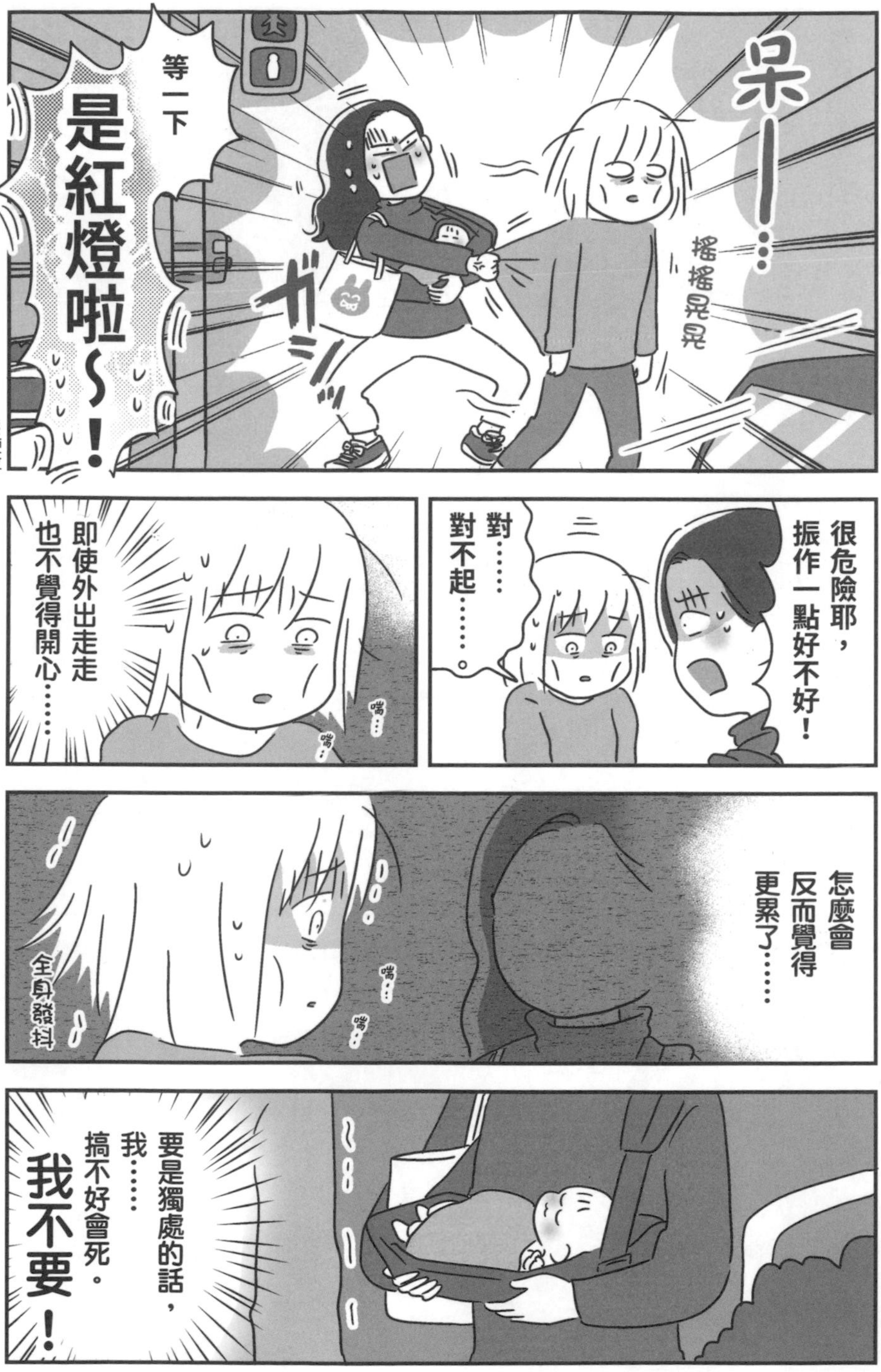
呆——…
搖搖晃晃
ガッ
等一下
是紅燈啦～！
※硬拉
很危險耶，振作一點好不好！
對……對不起……。
即使外出走走也不覺得開心……
喘…喘…
怎麼會反而覺得更累了……
全身發抖
喘…喘…
要是獨處的話，
我……
搞不好會死。
我不要！

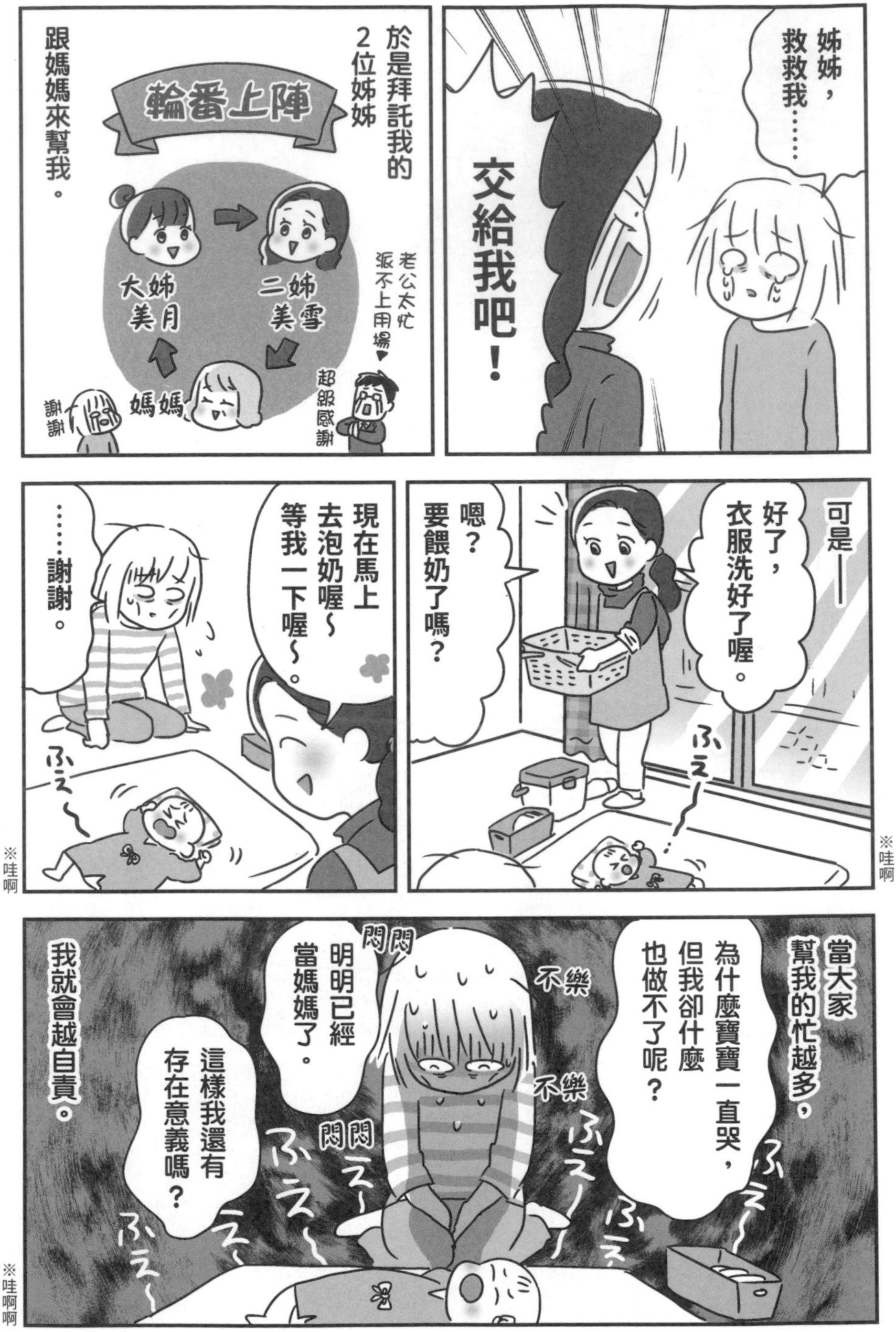
姊姊，救救我……
交給我吧！
於是拜託我的2位姊姊
輪番上陣
跟媽媽來幫我。
大姊美月
二姊美雪
媽媽
老公太忙派不上用場
超級感謝
謝謝
可是——
好了，衣服洗好了喔。
嗯？要餵奶了嗎？
ふえ〜
※哇啊
現在馬上去泡奶喔〜等我一下喔〜。
……謝謝。
ふえ〜
※哇啊
當大家幫我的忙越多，
為什麼寶寶一直哭，但我卻什麼也做不了呢？
明明已經當媽媽了。
這樣我還有存在意義嗎？
我就會越自責。
悶悶
不樂
不樂
悶悶
ふえ〜
ふえ〜
ふえ〜
ふえ〜
ふえ〜
※哇啊啊

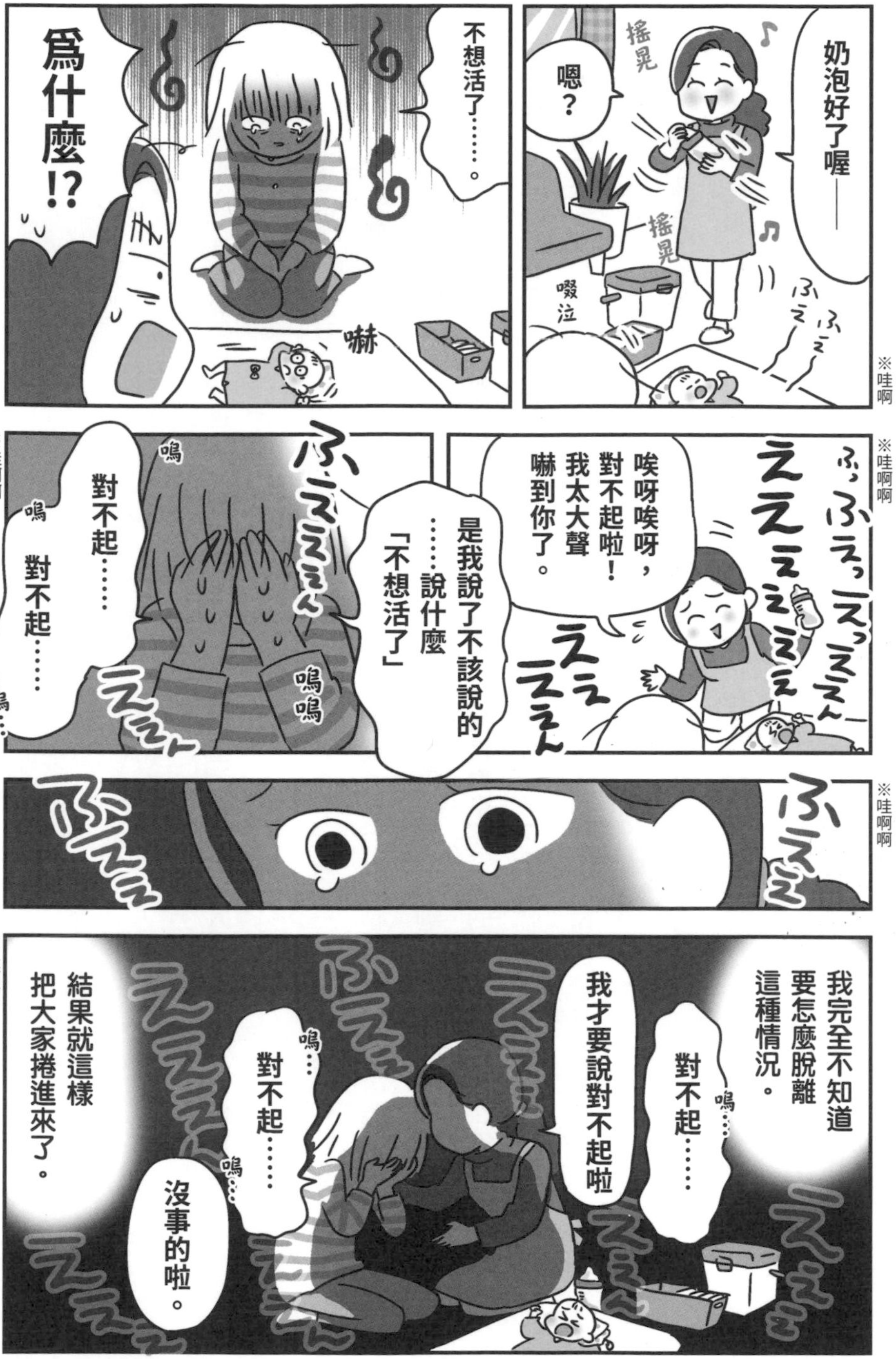
奶泡好了喔——
嗯？
搖晃
搖晃
啜泣
ふぇ ふぇ~
※哇啊
不想活了……。
爲什麼!?
嚇
ふっふぇっえっええん
※哇啊啊
唉呀唉呀，對不起啦！我太大聲嚇到你了。
ええええん
是我說了不該說的……說什麼「不想活了」
嗚
對不起……
嗚
對不起……
嗚嗚
嗚…
※哇啊啊
ふぇぇ
ふぇぇ
※哇啊啊
我完全不知道要怎麼脫離這種情況。
對不起……
嗚…
我才要說對不起啦
嗚…
對不起……
嗚…
沒事的啦。
結果就這樣把大家捲進來了。
※哇啊啊

 （▶接續第164頁）

前言

最近，「產後憂鬱症」這個詞經常出現在大衆媒體上，相信很多人應該已經對這個病名不陌生了。

心情悶悶不樂的其中一個症狀就是「憂鬱」，而精神科有時會把「憂鬱」形容成「心靈感冒」。這種情況和任何人只要過度疲勞就容易感冒一樣，人一旦身心俱疲，卽有可能陷入「抑鬱」。這並非精神脆弱或懶惰導致。女性生產過後由於荷爾蒙失調及育兒疲勞等因素，很容易身心不適或陷入憂鬱情緒。而產後憂鬱症是一種發病率相當高的疾病，平均每百位母親中就有十幾位會有這種經歷。出現症狀之後若不及時處理，病情極可能加重，導致育兒工作變得越來越辛苦。因此及早察覺心理不適並迅速處理，讓媽媽早日恢復健康且重拾活力，對媽媽、寶寶和家人來說都非常重要。

正在翻閱這本書的讀者中，說不定有人已經深受產後憂鬱之苦。倘若如此，那就不要獨自承受，勉強自己硬撐，要向可靠的人發聲求救。像是健康服務中心之類的諮詢機構都有提供各種支援，協助媽媽度過難關。

本書主題的焦點雖然在產後，但是身爲母親的人在她們的漫長人生當中，並不會只有產後才陷入抑鬱，這種症狀任何時期都可能發生。因此本書要一併告訴大家——如何察覺心理不適的徵兆、找個信任可靠的人有多重要、如何自我照護，以及如何善用社會資源，大家務必將這些內容牢記在心。一旦開始感到心力交瘁時就試著回想，並將其當作預防心理不適的自我照顧方法善加利用。

或許我們平時不太會向人提起心事，也鮮少有時間去想。但本書的內容不僅適用於母親，配偶、娘家和夫家的雙親以及周圍的人其實也都必須有所了解。在此希望本書能夠成爲一份助力，讓整個社會都能體認到母親和家庭成員心理健康的重要性，並提供一個友善的育嬰環境。

日本國立成育醫療研究中心　診療部長　**立花良之**

目錄

第2章 如何走出「產後憂鬱」的陰霾？

第3章

第4章 產後憂鬱的陷阱 ～個案研究漫畫～

監修者介紹

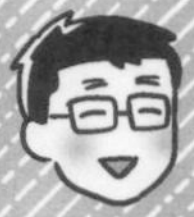

日本國立成育醫療研究中心
心理診療部嬰幼兒心理健康診療科　診療部長
信州大學醫學部周產期心理醫學講座　特聘教授(兼任)
立花良之

提供產後憂鬱等孕產婦心理相關診療內容。希望社會能普遍了解產期心理問題是每位孕產婦都有可能面臨的困境，在期望大眾能多加支持與關心所有父母和孩子的同時，亦致力推行地區母嬰保健工作。

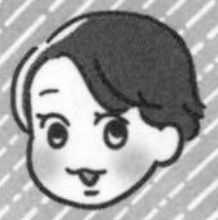

預防醫療・營養顧問
細川モモ

促進母子健康的美日專家團隊「Luvtelli Tokyo & New York」代表理事。為了預防媽媽產後因為貧血而增加產後憂鬱的風險以及嬰幼兒貧血，在日本舉辦「親子保健室」，提供無須抽血即可檢查貧血的服務，並在國際學會上發表母子貧血的實際狀況。育有兩個孩子。
Instagram: @momohosokawa

漫畫・插圖

漫畫家・插畫家
あらいぴろよ

育有一兒的媽媽。在《虐待我的爸爸終於死了》（尖端）一書中，整理了自己受虐時所產生的扭曲心理與內心掙扎，並於2020年榮獲「貧困新聞學特別獎」。此外還有《我絕對不會虐待你！（暫譯）》（主婦之友社）等著作。X（前Twitter）：@pchaning

第1章

先了解「產後憂鬱症」的原因和症狀

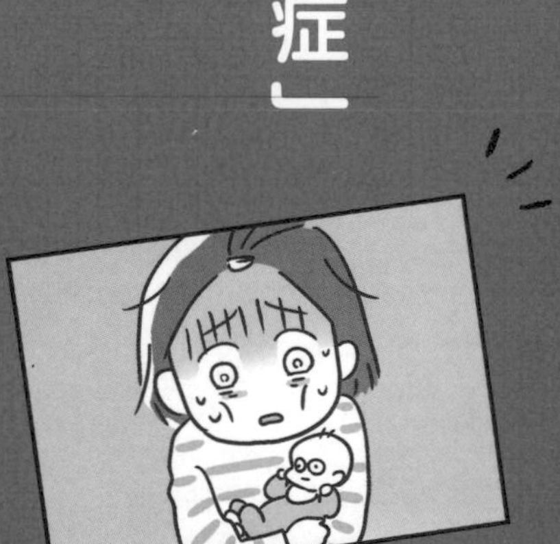

產後憂鬱症是什麼？

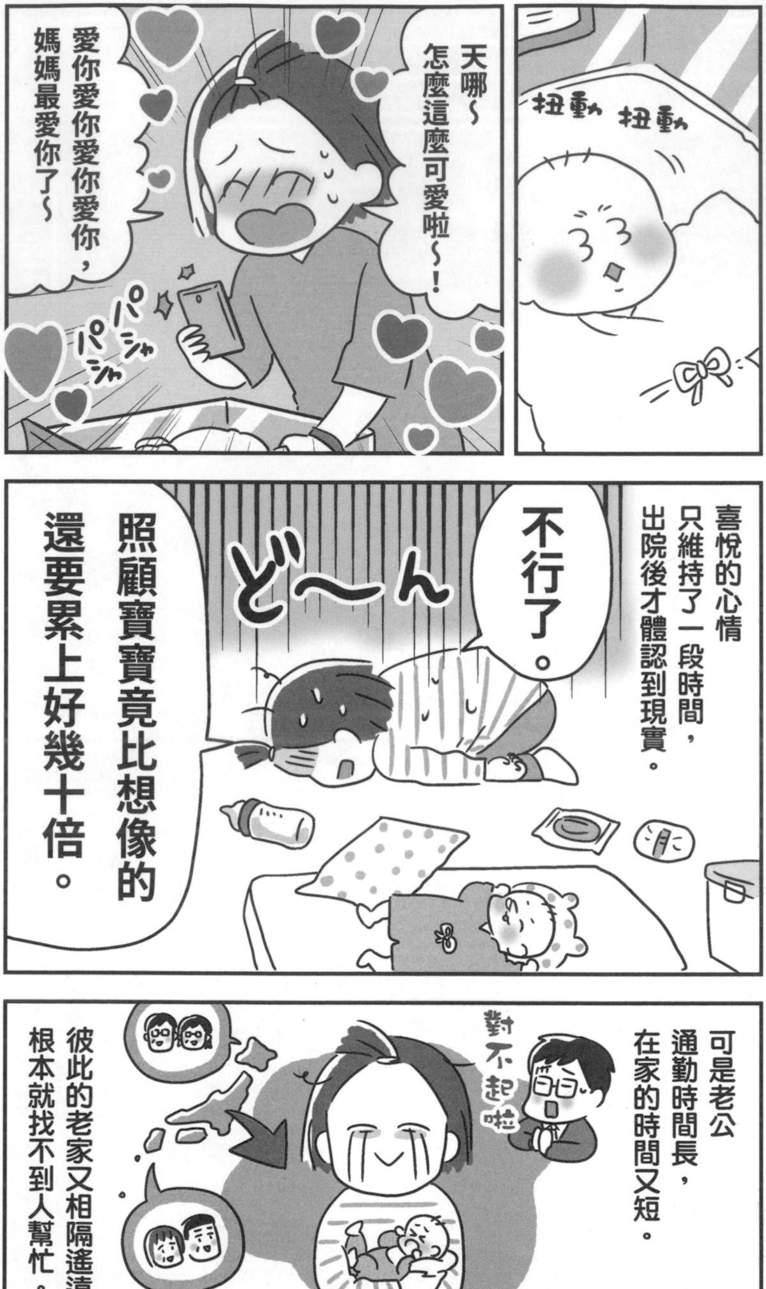
扭動 扭動
天哪~怎麼這麼可愛啦~！
愛你愛你愛你愛你愛你，媽媽最愛你了~
パシャ パシャ
喜悅的心情只維持了一段時間，出院後才體認到現實。
不行了。
ど～ん
照顧寶寶竟比想像的還要累上好幾十倍。
可是老公通勤時間長，在家的時間又短。
對不起啦
彼此的老家又相隔遙遠，根本就找不到人幫忙。
注定要當僞單親媽媽

※咔喳

※倒下～

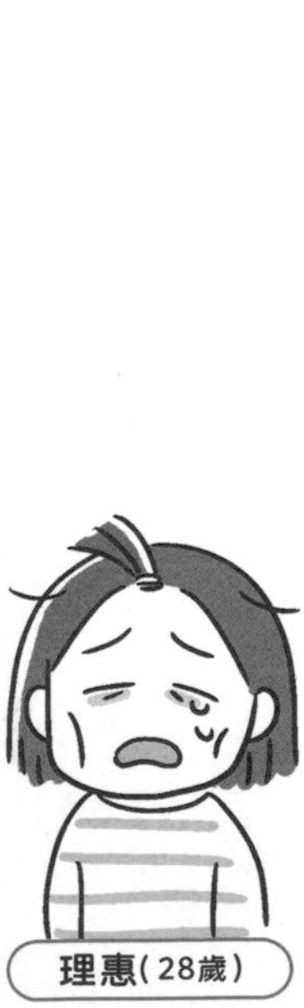

理惠（28歲）

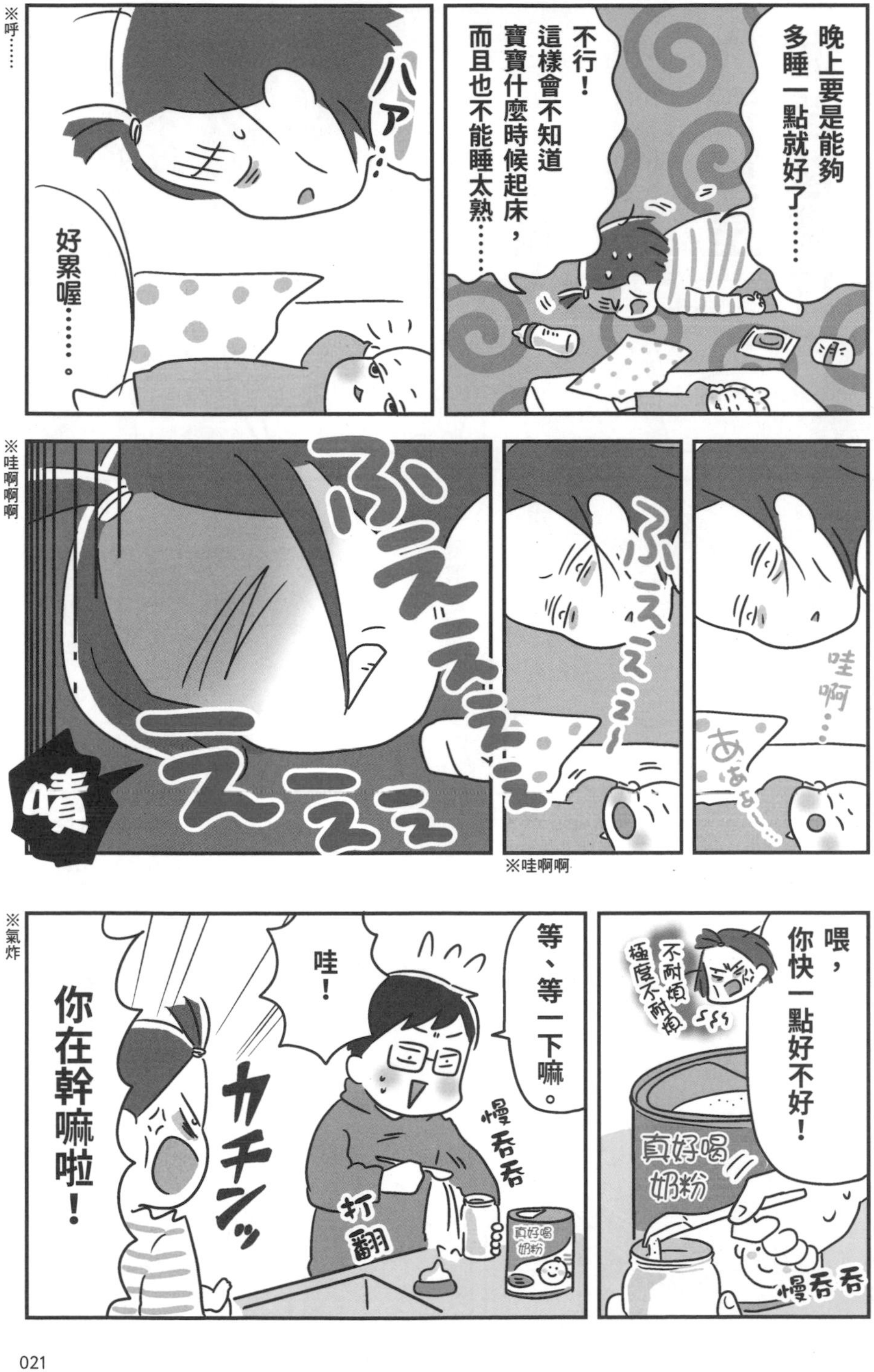
晚上要是能夠多睡一點就好了……
不行！這樣會不知道寶寶什麼時候起床，而且也不能睡太熟……
ハア…
※呼……
好累喔……。
哇啊…
あぁぁ~…
※啊啊
ふええぇぇ~
※哇啊啊
ふええええーえぇぇ
※哇啊啊啊
嘖
喂，你快一點好不好！
不耐煩
極度不耐煩
真好喝奶粉
慢吞吞
等、等一下嘛。
哇！
慢吞吞
打翻
真好喝奶粉
カチンッ
※氣炸
你在幹嘛啦！

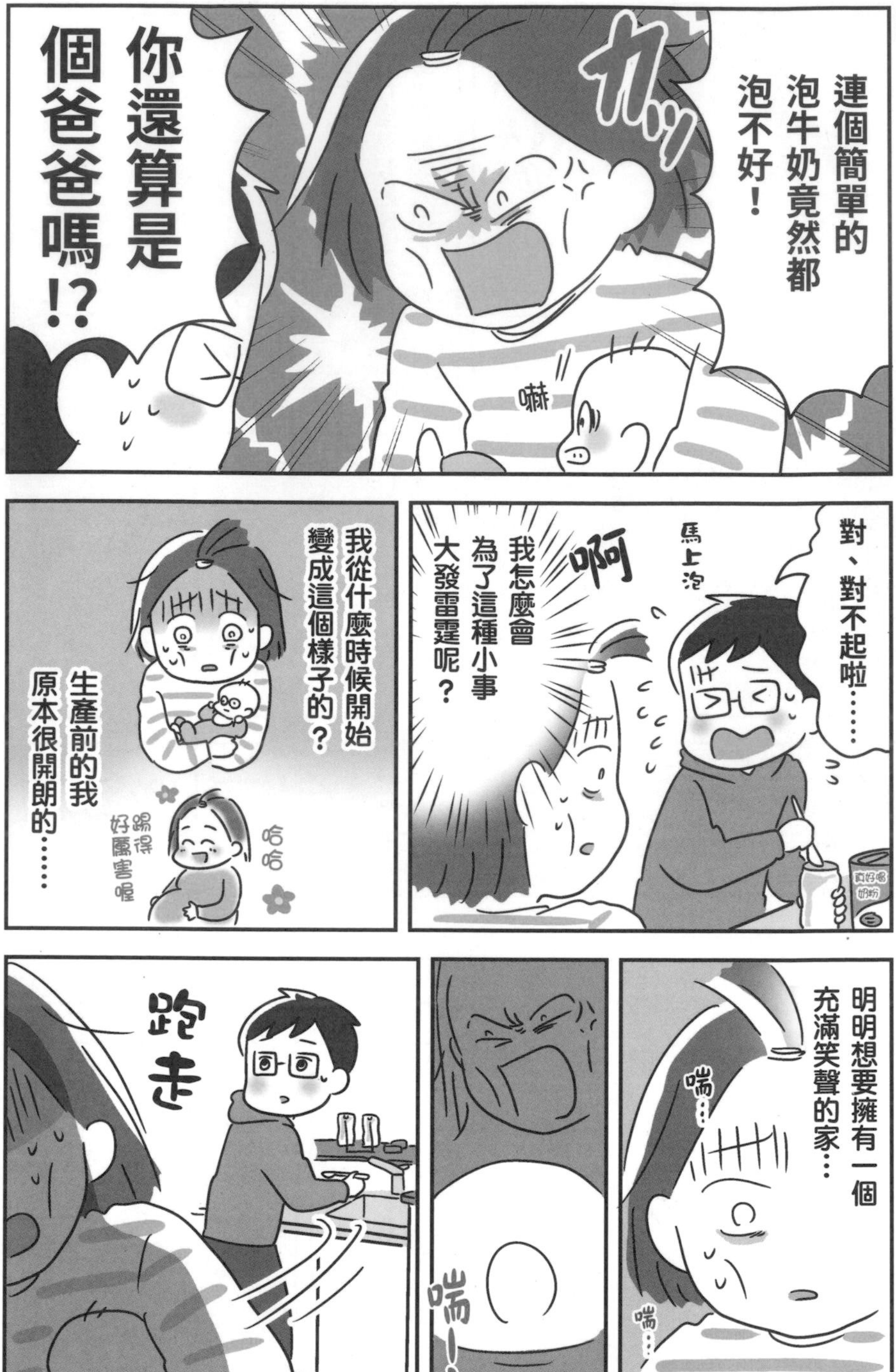
カッ
連個簡單的泡牛奶竟然都泡不好！
你還算是個爸爸嗎!?
嚇
對、對不起啦……
馬上泡
啊
我怎麼會為了這種小事大發雷霆呢？
真好喝奶粉
我從什麼時候開始變成這個樣子的？
生產前的我原本很開朗的……
哈哈
踢得好厲害喔
明明想要擁有一個充滿笑聲的家…
喘…
喘…
喘！
跑走

※怒

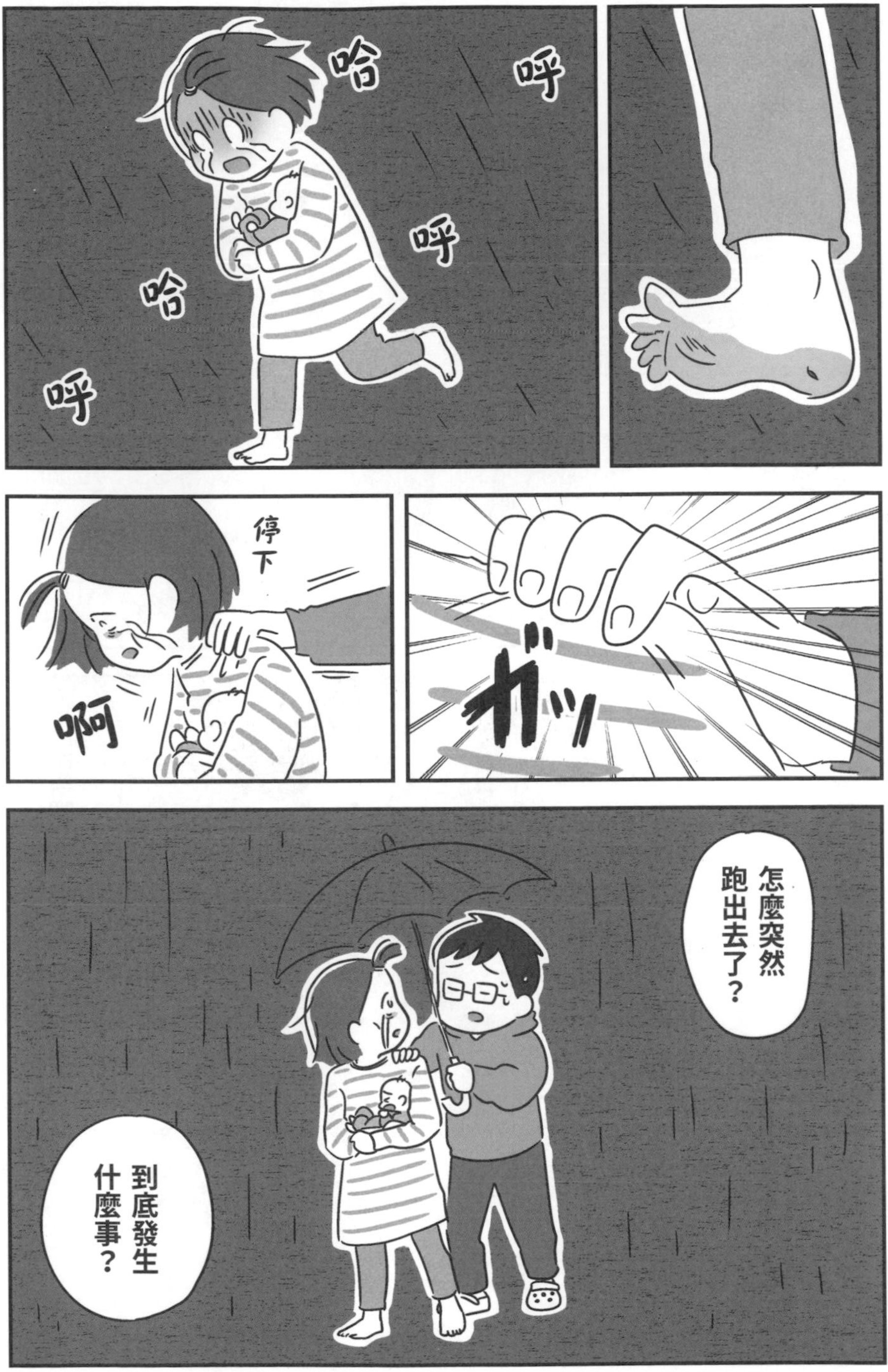
哈
呼
呼
哈
呼
停下
啊
ガッ
怎麼突然跑出去了？
到底發生什麼事？
※抓

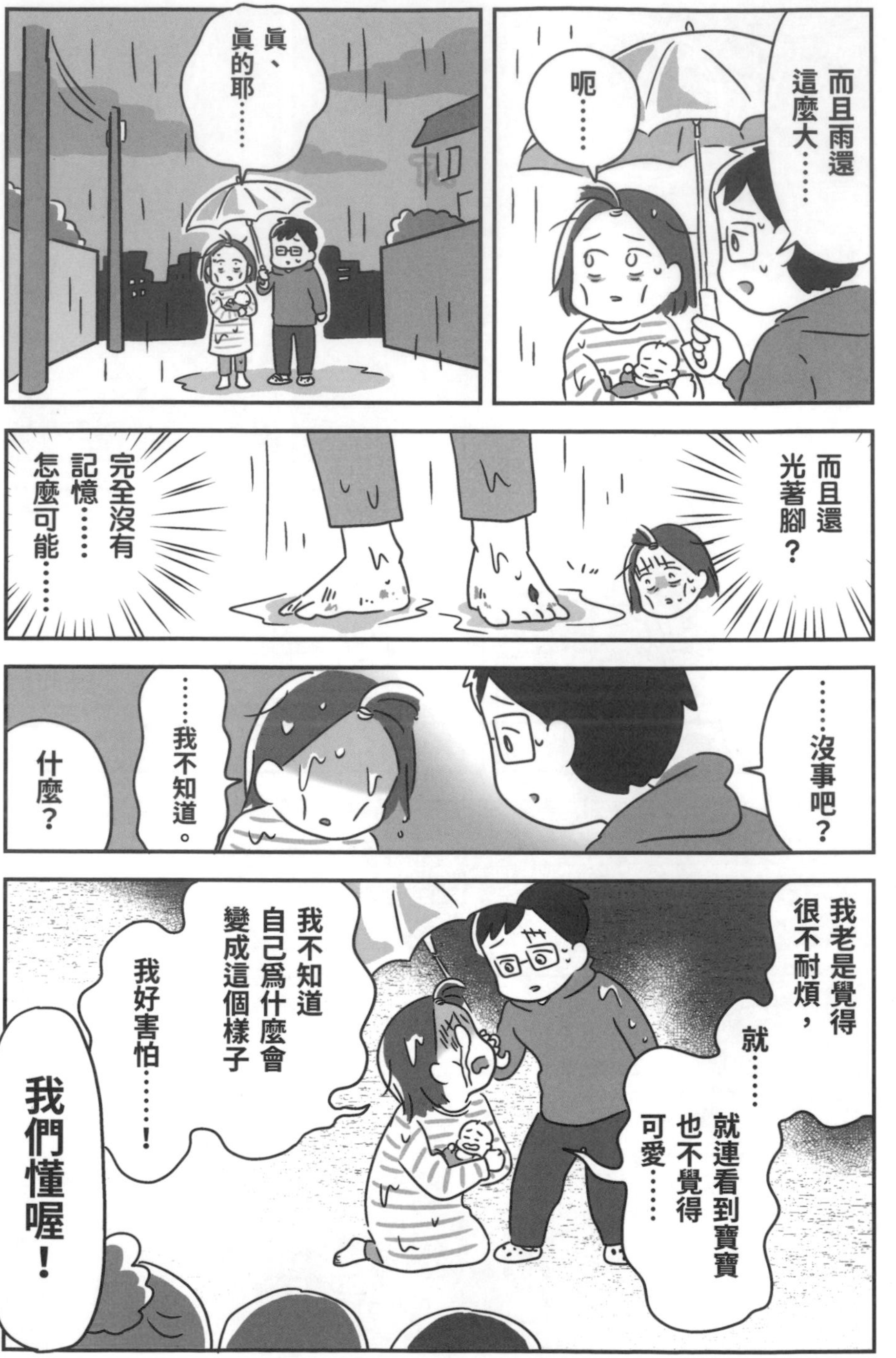
而且雨還這麼大……
呃……
眞、眞的耶……
而且還光著腳？
完全沒有記憶……怎麼可能……
……沒事吧？
……我不知道。
什麼？
我老是覺得很不耐煩，
就……
就連看到寶寶也不覺得可愛……
我不知道自己爲什麼會變成這個樣子
我好害怕……！
我們懂喔！

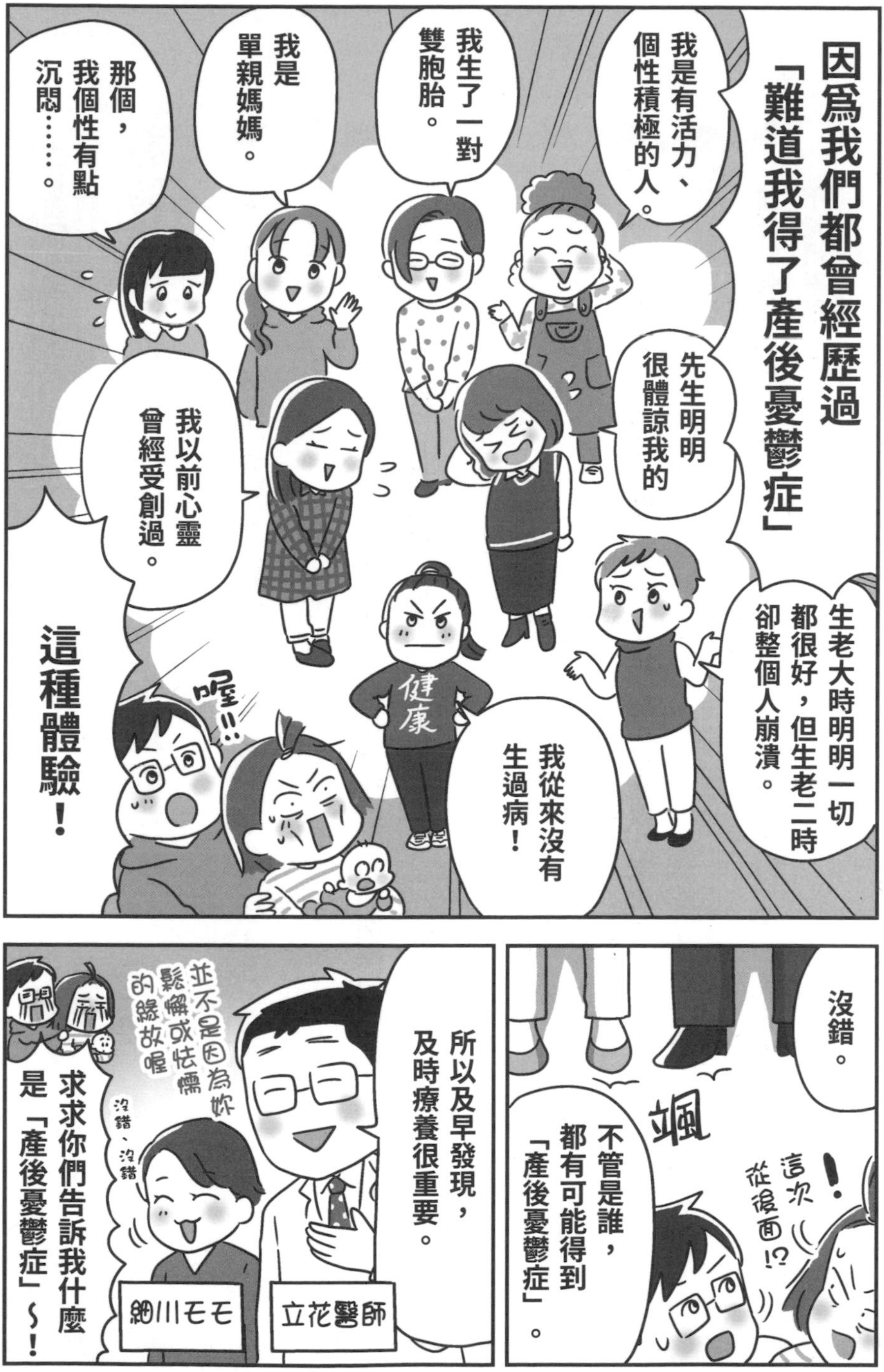

因爲我們都曾經歷過
「難道我得了產後憂鬱症」
我是有活力、個性積極的人。
我生了一對雙胞胎。
我是單親媽媽。
那個，我個性有點沉悶……。
先生明明很體諒我的
我以前心靈曾經受創過。
生老大時明明一切都很好，但生老二時卻整個人崩潰。
健康
我從來沒有生過病！
喔!!
這種體驗！
沒錯。
颯
！
這次從後面!?
不管是誰，都有可能得到「產後憂鬱症」。
所以及早發現，及時療養很重要。
並不是因為妳鬆懈或怯懦的緣故喔
沒錯、沒錯
立花醫師
細川モモ
求求你們告訴我什麼是「產後憂鬱症」～！

立花醫師&細川モモ的對談

有時候會嫉妒可以照常出門上班的丈夫

立花良之
在日本國立成育醫療研究中心進行孕產婦心理照護工作。

細川モモ
預防醫療、營養顧問。要好的親友曾經罹患產後憂鬱症。

「產後憂鬱症」這個詞常常讓人覺得是個性內向的人才會得到。

其實和個性沒什麼關係。細川小姐算是一個外向的人，您那時候情況如何呢？

生產以前，我原本生活都專注在工作上，但是產後的重心卻突然轉向育兒，不僅心情來不及調適，更沒有和工作一樣的「成就感」。

產後如果必須在工作上有所調整，形成的壓力可能會讓人身心俱疲，畢竟育兒所帶來的疲勞和工作是不一樣的。因爲獨自照顧寶寶的時候非但沒有人可以聊天，晚上也無法一夜好眠。

沒錯！就是因爲睡不飽，腦筋才會一片空白，完全無法思考。

那有可能是產後憂鬱症的徵兆喔。

雖然勉強熬過難關，但是產後那一年的記憶眞的非常模糊。不但笑不出來，而且也不覺得幸福。

僞單親生活眞的很辛苦。人生隊友可以照常去工作，生活似乎沒有什麼改變，但是自己的日子卻有了巨大變化，而且還要一個人保護寶寶的生命，責任十分重大，也難怪會感到痛苦。

我以前非常嫉妒丈夫可以外出去上班。雖然他沒有做錯什麼，但我還是會很火大。因爲我整個人被綁在這裡，但他卻沒有。

會這麼想的人應該很多，因爲她們是抱著辛苦的心情來照顧孩子。

當我們需要找人訴苦、互相支持的時候，嫉妒之心就會油然生起。或許是這個緣故，夫妻倆之間的關係才會緊繃惡化，導致太太心情抑鬱不已。

在準備把寶寶生下來的這段日子可能會被迫放棄許多事情，失去的經驗或許會讓人扼腕痛心。我曾經驗證過一份調查結果，那就是產後憂鬱症與學歷、經濟能力以及有無工作其實沒有太大的關係。可見產後憂鬱是任何人都有可能遇到的事。

坦白說，直到孩子滿周歲，我才眞心覺得他其實很可愛。在這之前我根本就沒有那個心情去感受這種事。

生產過後，荷爾蒙的變化會讓女性的體質變得特殊，而且環境的變化也不小，所以需要時間去適應。有些人會因爲壓力過大而無心感受孩子的可愛，但我希望大家不要過於自責。

難道我得了產後憂鬱症？

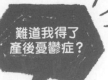

情緒持續低落。產後憂鬱症的病情靠觀察是不會改善的

好不容易見到寶寶，心情反而跌入谷底。此時的妳是不是看到什麼都不會激動，笑也笑不出來呢？而且，在照顧寶寶的時候也力不從心……。這種狀況若是持續好幾天，就有可能是產後憂鬱症。產後憂鬱與產後情緒低落（或稱產後沮喪，見第42頁）不同，就算觀察一段時間，病情通常也不會有所改善。

▼了解「憂鬱症」的2個檢查方法

「情緒低落」和「失去興趣及快樂的感受」是憂鬱症最大的特徵。這是一種會持續一整天，甚至延續好長一段時間的病。而出現在產後的，就是產後憂鬱症。與其他憂鬱症不同的是，產後憂鬱並沒有獨特的症狀。

若是察覺自己好像有點不對勁且心情沮喪的話，不妨先透過左頁下方的2個項目確認看看。如果其中一項的答案是「有」（或2項都是「有」）的話，就代表妳可能得了產後憂鬱症。

產後憂鬱症的定義

- 產後數週至數個月後會出現症狀
- 整日情緒低落
- 從早到晚都提不起勁做任何事且悶悶不樂
- 上述情況持續超過2週*

* 爲美國精神醫學會的診斷標準。WHO的診斷標準是1個月

好好回顧過去1個月的心情

是產後憂鬱症嗎？ 2大檢查項目

情緒經常低落
或感到憂鬱 ▶▶ 有・沒有

不管對什麼都沒興趣，
總是無法樂在其中 ▶▶ 有・沒有

※若有1項（或2項）的答案是「有」，那就可能是產後憂鬱症

笑不出來、徹夜難眠、只會自責。產後憂鬱症有哪些常見的症狀呢？

▼專家使用的產後憂鬱症檢查表

第29頁的2個檢查項目是一個常見指標，用於判斷是否患有憂鬱症。而另外一份可以判斷產後憂鬱症的特殊指標，則是「愛丁堡產後憂鬱症評估量表」。只要回答列出的10個問題，就能評估憂鬱症狀之有無及程度。不少日本的地方政府在進行產後健檢時會採用這份量表，讀者當中說不定有人曾經做過。

不過這份量表有些問題的表達方式不夠明確，因此本書修改了部分內容。如果有多個項目符合自身情況，那就有可能是產後憂鬱症。

擷取自「愛丁堡產後憂鬱症評估量表」

過去1週內
曾有下列情況嗎？

□笑不出來。無法理解事物有趣的一面

□對事物沒有期待，也沒有耐心等待

□事情不順的時候，會過度苛責自己

□會無緣無故感到焦慮和擔心

□會莫名地感到恐懼

□要做的事多到讓人喘不過氣來

□感到不幸的情緒已經影響到睡覺

□會覺得難過及悲傷

□有時會因為不快樂而哭泣

□腦子裡會有傷害自己的想法

【注意】「愛丁堡產後憂鬱症評估量表」的原始版本每個項目都會分成「和以前一樣」～「完全不能」等好幾個程度選項，之後再由專家仔細評估內容。不過這裡只簡單列出問題，僅能用來參考可能性，故請勿自行判斷。

何時會罹患產後憂鬱症？

住院期間明明都很好，但通常回家過後沒多久就會開始發病

▼產後1個月內最常見，但也有可能快滿1年才發病

產後憂鬱症通常會在什麼時候發生呢？

這種病的資料目前雖然匱乏，但已知**通常會在產後1個月內發病，至於高峰期則約在產後1至2週左右。**大多數的人住院期間一切良好，但回家後過沒多久就會開始感覺不適。在日本，產後2週或1個月內，公共衛生護理師通常會爲產婦做健康檢查或進行家庭訪問，因此有時會在這個時候發現異樣。

接下來最常見的時期是在產後2至3個月左右，有些人甚至要到10個月左右才會出現症狀。從醫學角度來看，只要是在產後1年內發生的憂鬱症，皆可稱爲「產後憂鬱症」。

有一份針對產後感到「自己好像有點不對勁」的人所進行的問卷調查。結果顯示最常覺得「不對勁」的時期是在產後1個月內，其次是產後2至4個月之間。根據這份調查結果，我們可以得知產後數個月內很容易罹患憂鬱症。

在什麼時候發現自己「不太對勁」、「有點奇怪」呢？

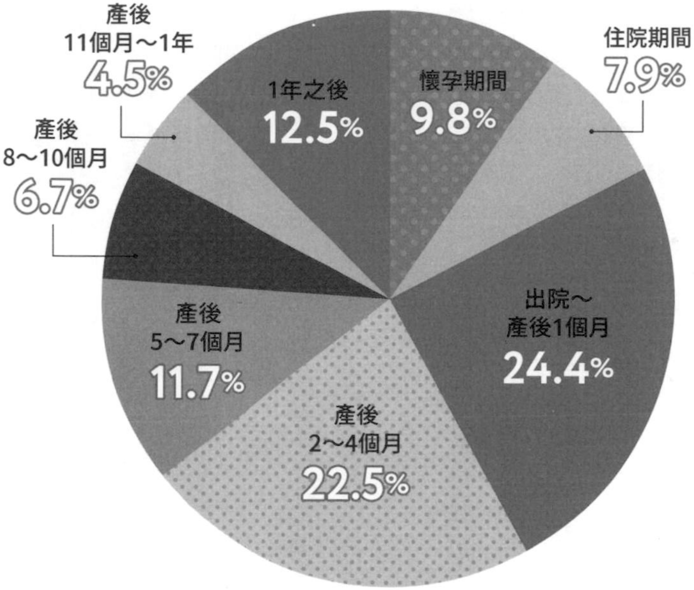
懷孕期間
9.8%
住院期間
7.9%
出院～
產後1個月
24.4%
產後
2～4個月
22.5%
產後
5～7個月
11.7%
產後
8～10個月
6.7%
產後
11個月～1年
4.5%
1年之後
12.5%

嬰幼兒育兒支援協會（公司）
〈產前產後的母親支援：緊急問卷調查〉
引用自：2017年的網路調查。共有1305人回答
修改部分呈現方式

何時會罹患
產後憂鬱症？

產後不會突然憂鬱起來，其實可能從懷孕期間就開始了

▼半數的產後憂鬱患者在懷孕期間就有抑鬱症狀

生產前後的時期在日本被稱爲周產期，因此日本的產後憂鬱症之正式名稱是「周產期憂鬱症」（台灣則仍稱產後憂鬱症〔Postpartum depression〕）。現在內心正遭受折磨的妳，說不定從懷孕的時候就已經陷入抑鬱狀態了。

約有10～15％的產婦會得到產後憂鬱症，**懷孕期間也有將近10～12％的人發病。**有份調查顯示，深受產後憂鬱所苦的母親中，有將近一半在懷孕期間就已經處於抑鬱狀態*。

之後肚子越來越大，身材也慢慢變形，就連荷爾蒙也爲了孕育寶寶而改變。不管是工作、經濟還是家庭，各方面全部都受到影響，在這種情況之下，感情當然會有所起伏。但大家要知道的是，**這種消極的負面情緒並非單純的感情波動，極有可能是「憂鬱」造成的。**

*日本國立成育醫療研究中心調查

▼從懷孕開始就要注意「不要太過壓抑」及「要好好休息」

近年來，人們開始注意到**懷孕時期若是有憂鬱現象，就會非常容易得到產後憂鬱症**。大家逐漸意識到預防的重要性，因此在孕婦衛教及新手爸媽教室中，解說產後憂鬱的情況也變多了。

預防憂鬱症最重要的一點，就是不要獨自承受。有負面情緒時，不要壓抑，最好找伴侶或可信賴的友人聊聊。症狀若是嚴重，建議透過地方政府的窗口向公共衛生護理師等專業人士諮詢。

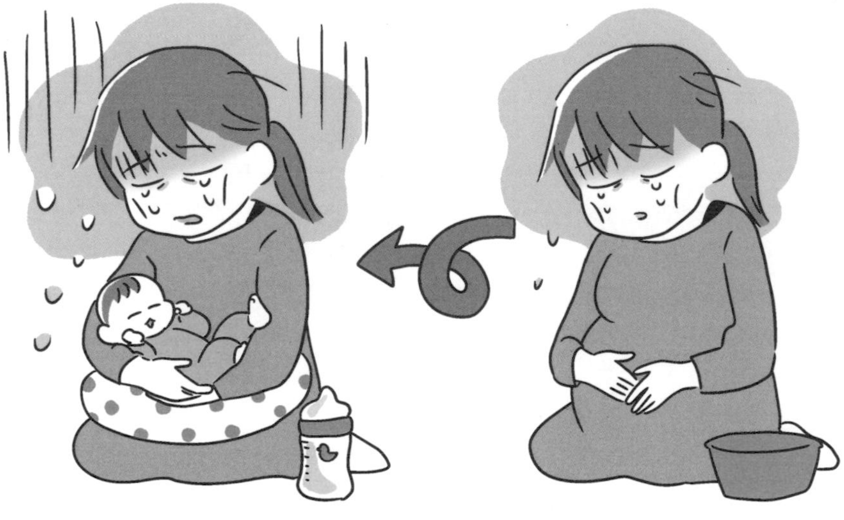

什麼樣的人會得到呢？

有許多因素容易造成產後憂鬱症，就算是個性堅強開朗的人也很難避免

是不是覺得自己和「憂鬱」這個詞無緣呢？其實不管是什麼樣的人，都有可能得到產後憂鬱症。

曾經歷心理不適的人、身邊缺乏支持的人，以及因爲忙碌或離婚而飽受壓力的人都被視爲高風險族群。然而即使是**身心健康、樂觀開朗，而且環境優越的人也會罹病。**反過來說，也有人雖然精神上不是很穩定，但也沒有得到產後憂鬱症。

▼也有人生完第2胎之後才得到

統計資料顯示，得到產後憂鬱症的人大多爲初產婦，不過也有人是在生完第2胎之後才出現憂鬱症狀。

【案例】有位35歲生下第2胎的媽媽在產後住院期間過得很開心，身體狀況也完全沒有問

題。出院後，丈夫不僅非常配合，甚至連自己的媽媽也來幫忙。但是孩子不過才剛滿月，她就陷入抑鬱狀態，因「覺得很煩，所以不禁對老大發脾氣」、「哭到不知所措」。她還記得自己總是無緣無故對周遭的人發飆，同時也深感自己是個很糟糕的母親。

※引用自：一般社團法人Luvtelli線上講座

當然，也有些媽媽是在生第1胎的時候得到產後憂鬱症，但生產第2胎時卻平安過關。總之不管媽媽是第1胎或第2胎、產後憂鬱症呈現的症狀是加重或是減緩，全都沒有固定的模式可循。

個性、環境以及生產經驗都不能成為明確的原因，甚至連規則性都沒有，這就是產後憂鬱症。

▼平均每10位孕產婦中，至少會有1位得到的病

生產過後無論身心都會產生劇烈的變化，情緒難免暫時起伏不定。人稱「產後情緒低落」（見第42頁）的症狀通常會在產後數天至2週左右慢慢消失。低落的情緒及強烈的不安若是一直持續下去，那就有可能是產後憂鬱症的徵兆。

容易得到產後憂鬱症的人通常還有第39頁這幾個傾向。但要再次強調的是，沒有符合這

幾個項目並不代表就能避免，畢竟我們已經知道**有10～15%的孕產婦會得到產後憂鬱症。**也就是說，平均每10位孕產婦就至少有1位會得到這種疾病，比例之高，在精神科當中其實是難以置信的。

本來明明是一個開朗活潑的人，現在卻整天臉色陰沉，有時還會因爲一點小事而哭泣或大喊大叫，照顧寶寶的時候更是力不從心，只能呆坐在旁邊……。遇到這種情況，家人也會不知所措。但**不管是當媽媽的還是身邊的人，都應該要知道產後憂鬱症有可能會發生在任何人身上。**

初產婦、經產婦的心理健康不良比例

心理狀態不適的情況在初產婦之間較爲常見，但即使是有生產經驗的女性，不管產前產後，也有8%左右的人感到情緒欠佳。然而就算心理不適，也未必會得到產後憂鬱症。

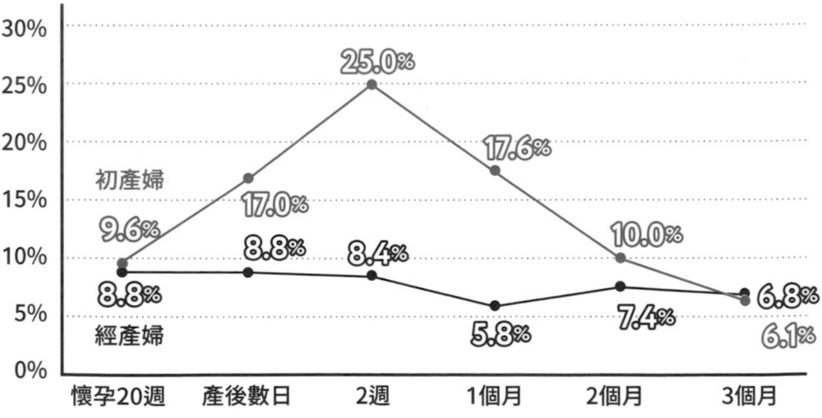

引用自：《母親心理健康支援手冊》(醫齒藥出版)

容易罹患產後憂鬱症的人

- 過去曾因心理不適而至精神科就診
- 無法得到家人和朋友的支持
- 丈夫不幫忙，夫妻關係不融洽
- 在家感到孤獨，無依無靠
- 非常忙碌
- 家人或自己生重病
- 離婚，或與丈夫、家人死別
- 經濟困難
- 長久以來對於懷孕及生產強烈感到不安
- 有酗酒或濫用藥物的紀錄
- 年紀輕輕，不過十幾歲就當媽媽

※這只是一個傾向。就算不符合上述情況也有可能得到產後憂鬱症

※引用自：一般社團法人Luvtelli線上講座

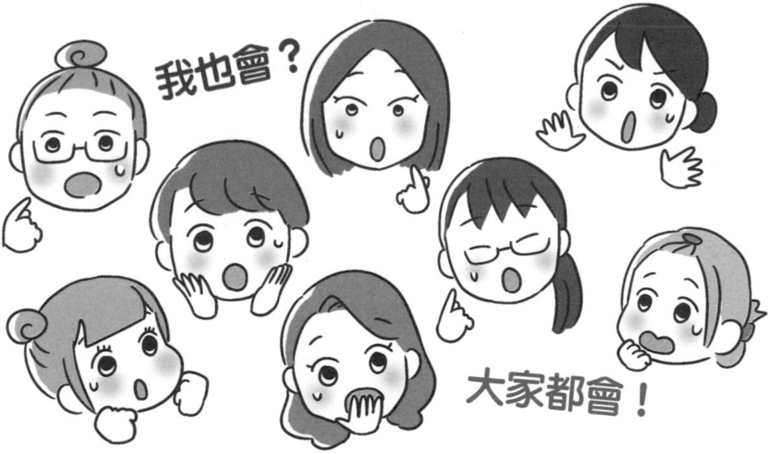

什麼樣的人會得到呢？

家庭主夫也有危險!? 其實男性也會得到產後憂鬱症

▼生活若是改變，夫妻關係也會有變化，因此男性亦會承受壓力

當爸爸的竟然也會得到產後憂鬱症？這種情況或許難以想像，但是男性確實也會爲產後憂鬱症所苦。原因很有可能正是**生活出現了重大變化，導致壓力不斷累積，結果就陷入抑鬱之中。**

女性懷胎十月孕育寶寶期間，心態上也會慢慢調整，準備成爲一個母親，然而許多男性卻必須到實際將寶寶抱在懷裡時，才會眞正感受到「自己終於當了爸爸」。這一種比女性晚10個月的心情往往讓男性遲遲無法跟上腳步，加上夫妻之間的關係也產生了變化，生活重心轉向孩子，所以無法適應。說不定有人還會在半夜被寶寶的哭聲吵醒，和新手媽媽一樣睡眠不足。儘管如此，天亮之後還是要振作，打起精神應付一天的工作。

▼男性的產後憂鬱症會較晚才出現

一般認爲男性若是得了產後憂鬱症，發病率和女性大致相同。換句話說，每10位當中就有1位爸爸爲抑鬱所苦。與女性不同的地方是發病時期，以產後3至6個月這段期間最爲常見，時間比女性延後了許多。**好不容易快要習慣有寶寶的生活，結果情緒就突然低落***。

精神科偶爾會有罹患產後憂鬱症的男性前來看診，但是似乎**以「認眞過頭的家庭主夫」居多**。最常見的情況就是媽媽個性還算豁達，家事有時會稍微偷懶；相較之下爸爸就顯得非常努力，甚至因爲拚過頭而疲憊不堪。出現這種情況的男性通常不會自己就醫，大多都是妻子或周圍的人擔心才帶著前往看診。卽使夫妻兩人都得了產後憂鬱症，常常也要妻子先就醫，之後再提到「其實我先生也是……」。這有可能是因爲努力過頭的男性往往不太願意承認自己生了病。

*日本男性周產期憂鬱症的患病率：元分析（Tokumitsu K, et al. Ann Gen Psychiatry. 2020;19:65)

不是產後情緒低落嗎？

產後情緒低落與產後憂鬱症不同，通常1週左右就會好轉

▼產後住院期間出現的產後情緒低落

不少人應該有過這種情況，那就是生產後有段時間情緒相當低落，動不動就掉眼淚。身體還沒復原就要馬上進入照顧寶寶這個戰場，一刻也不得閒，甚至累到腦筋轉不過來，整個人迷迷糊糊也不足爲奇。母職所要扛的責任沉重地壓在肩上。百感交加之下，就算沒有傷心事，淚水也會莫名地滑落，有時還會因爲心情煩躁而與前來探望的家人大吵一番。**這是產後情緒低落（或稱產後沮喪，Postpartum blues）的症狀，而且發生的機率非常高，平均每2至3人就會有1個人出現這種情況。**

產後情緒低落的症狀因人而異，通常數天至10天左右即會自行消失。產後立即出現的**暫時性心理不適是產後情緒低落的一個重要特徵。**但有時這樣的情緒低落非但不會自然恢復，抑鬱的情況還會一直持續下去。

▼產後憂鬱症若不接受治療，症狀就會持續下去

產後憂鬱症的症狀往往比產後情緒低落嚴重，而且持續的時間更長。即使觀察一段時間，情況也不會有所改善。此外，產後憂鬱症常常在回到家之後的幾週至數個月內發病，與住院期間出現的產後情緒低落時間點不同。**相較於自然恢復的產後情緒低落，產後憂鬱症的症狀通常會比較嚴重，有時甚至需要就醫治療。**

但據說產後情緒低落有時也會轉變成產後憂鬱症，因此從住院期間到出院之後，大家不妨都先做好心理諮詢的準備。

產後情緒低落與產後憂鬱症的不同之處

	產後情緒低落	產後憂鬱症
何時開始？	產後2～3日	產後數週到幾個月
持續多久？	大多在產後10天左右就可以復原	個人差異很大
症狀？ ※產後憂鬱雖然更嚴重，但也有很多共同症狀，因此不易明確區分	・情緒不穩定，心情易變 ・對育兒感到不安 ・變得愛哭	・情緒低落 ・無法感受到快樂和興奮 ・自責
如何恢復？	會自然恢復	雖可能自然恢復。但若不接受治療，會比較不易康復
有多少人會得？	30～50%	10～15%

要是重症化會有什麼問題？

引發重症恐會危及性命，因此要及早接受治療

產後憂鬱症雖然可能發生在任何人身上，但也是一種容易治療的疾病。**若能及早發現，適當應對，就有可能像換個人似地迅速康復。**然而，若是沒有察覺到產後憂鬱症的徵兆，而且還**不慎讓情況惡化的話，有時反而會有危及性命的狀況。**

▼不要忽略危險的徵兆

部分產後憂鬱症患者的病情會惡化到非常嚴重。先告訴大家一件可怕的事——**生產前後的女性中，最常見的死因就是自殺。**以產後憂鬱症的病例來說，突然跳樓等發作性自殺是一種相當普遍的特徵。失去的生命無法挽回，而且還會在家人及旁人心中留下難以抹滅的心理創傷。若是出現左頁這些情況，一定要聯絡健康服務中心，詢問是否需要至精神科等醫療機構就醫，甚至直接前往精神科看診也可以。

產後心理不適、重症化前兆清單

- 無法做家事。尤其是煮飯（無法按部就班處理）
- 無法面對寶寶。會無視寶寶的存在
- 行爲會變得有點暴力，例如想打寶寶，或出手毆打丈夫
- 無法交談。無法理解談話內容
- 幾乎無法入睡。一直失眠
- 早上爬不起來。整天都躺著不動
- 幾乎吃不下飯／飲食反常
- 有時會萌生想死的念頭

產後憂鬱症的病情若是加重，就沒辦法與寶寶相處。不過**這種疾病只要及早妥善應對便能治癒。**所以如果覺得心情不好，首要之務是不要獨自承受，先到健康服務中心等機構求助（台灣則可向各縣市社區心理衛生中心洽詢）。

產後憂鬱症的成因為何？

成因很多。荷爾蒙失調或腦部發炎等都有可能

▼努力與決心不可或缺

產後憂鬱的確切成因其實目前尚不清楚，但有2個可能的因素。

一個是**產後荷爾蒙突然失調。**懷孕期間爲了讓寶寶發育成長，媽媽體內的雌激素與黃體素等女性荷爾蒙會逐漸增加，並在分娩時達到高峰。生產過後若能慢慢恢復正常當然是最好，然而實際情況卻與期望相反。這些女性荷爾蒙不僅會急遽減少，有段時間的分泌量甚至幾乎歸零，光是如此就足以讓身心飽受摧殘。因爲**女性荷爾蒙一旦減少，俗稱幸福荷爾蒙的血清素效用也會隨之降低。**不僅做事提不起勁，更難以保持積極樂觀的心情。

另外一個因素是腦部發炎。據說**產後不僅會引起疲勞，還可能導致腦部發炎。**

雖然還有其他假設的原因，但大多都是無法靠自己解決的事。產後憂鬱症的成因**非但與感情無關，更不是內向等個性問題。**

（ 女性荷爾蒙的分泌變化 ）

生產過後，女性荷爾蒙的分泌量會出現極大變化

女性荷爾蒙的分泌量在分娩時會達到高峰，之後便開始驟降。因此有人認爲產後憂鬱症的其中一個原因，說不定就是身體無法適應如此巨大變化所導致。

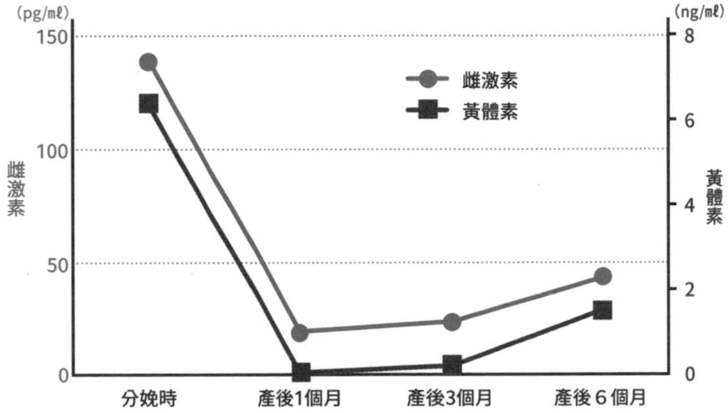

參考：育兒時期女性健康指標之育兒支援制定
（新潟大學準教授・關島香代子 2017年6月）

產後憂鬱症的成因為何？

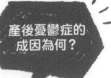

睡眠不足可能導致腦部發炎，甚至成為憂鬱症的成因！

▼產後1個月的媽媽每次只能連續睡2至3小時

剛出生的寶寶每隔幾個小時就要餵奶、換尿布，導致媽媽睡沒多久就要起床。還不習慣的育兒生活所引起的不安讓人不敢隨便瞇眼休息，有的人甚至因此徹夜難眠。好不容易睡意來了，寶寶卻因爲一點聲音而驚醒。產後失調的荷爾蒙常常打亂原本規律的睡覺節奏，明明精疲力盡卻完全睡不著，這眞的很痛苦。當媽媽的人究竟能睡多久呢？

有份調查指出，產後1個月的母親一天的睡覺時間不到7個小時，其中夜晚睡覺的時間通常不到6小時。乍看之下會以爲這樣好像還可以，但其實媽媽還得晚上起床餵奶，而且平均醒來的次數將近2次*。非但無法像懷孕之前那樣一覺到天亮，**每2至3個小時還會被吵醒，整個睡覺時間變得斷斷續續的。**

*從懷孕後期到產後4個月的母親睡覺清醒節奏等的變化（Tubura Inui等人 日本助產學會誌2008）

▼腦部發炎會引起憂鬱症，陷入越來越難入眠的惡性循環中

如此短暫且頻頻中斷的睡覺時間可能成爲產後憂鬱症的導火線。因爲睡覺不僅是爲了讓身體休息，對於維持腦部功能也相當重要。

人在睡覺的時候，腦部排放老舊廢物的淋巴管會變粗。藉由這些老舊廢物隨著淋巴管流動，腦部得以保持功能。然而，**如果這些老舊廢物無法正常代謝，日積月累之下，便有可能引起腦部發炎。**腦部只要發炎，就會導致抑鬱，一旦演變成憂鬱症，越是希望入睡越難以成眠，進而造成睡眠不足的情形加劇——如果媽媽陷入這樣的惡性循環之中，憂鬱的症狀將日趨嚴重。

有些人爲了讓自己稍微睡久一點而把寶寶交給家人照顧，結果發現睡醒之後精神格外清爽舒暢。可見睡覺在產後情緒的穩定上扮演著一個重要的角色。

產後興奮感和產後危機可能會引發憂鬱症

▼明明是產後興奮感，卻有可能導致憂鬱症!?

有些人產後會情緒高漲，變得非常活躍，有時甚至進入無敵模式，什麼事都敢做，讓周圍的人大吃一驚。其實這也是荷爾蒙失調所引起。

這些症狀稱爲產後興奮感，也就是所謂的躁狂狀態，但**通常會伴隨著抑鬱。**原本非常活潑外向的人，有一天卻突然陷入低潮，有些甚至會同時出現躁動和抑鬱這2種情況。當處於躁狂的時候，會極度不耐煩而且相當具有攻擊性；可是當憂鬱來襲時，鬱悶的心情也會一直持續下去，完全無法感受到喜悅與快樂。雖然行動力十足，但心情卻無比沉重，一旦衝動起來，甚至會做出傷害自己的事。若是媽媽出現這種異於平常的熱血模樣，說不定就是荷爾蒙造成的。

▼夫婦不合
——導火線有可能是產後危機

還不習慣照顧寶寶、睡眠不足、身體尚未康復、擔心寶寶的未來……，產後的生活充斥著各種壓力。這種**生產過後夫妻之間相處不來的情況稱爲產後危機，算是一種沉重的壓力**，有時也會引發憂鬱。

明明拜託你照顧寶寶卻沒有好好做！我在旁邊睡不著，但他卻舒服地睡到打呼！我爲了孩子放棄工作，你卻跑去參加公司的聚餐！如此種種不滿的情緒一旦累積下去，夫妻之間就會開始針鋒相對……。因此很重要的是，最好提前知道產後可能會出現這種危機，並且在情況危急到快要一觸即發時，能夠彼此體諒、互相認同。

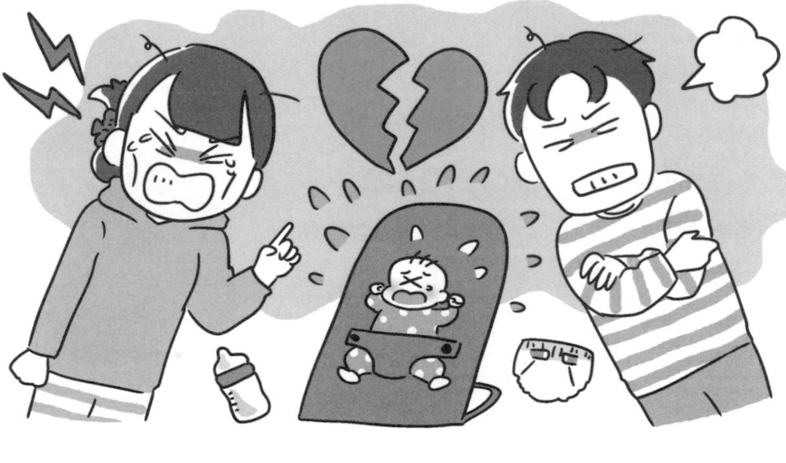

什麼時候?

女性產後憂鬱的發病時期

「憂鬱症」是一些孕婦在懷孕期間會經歷的情況。而產後最常見的發病時期通常會在1個月內。

日本女性周產期憂鬱症的發病率

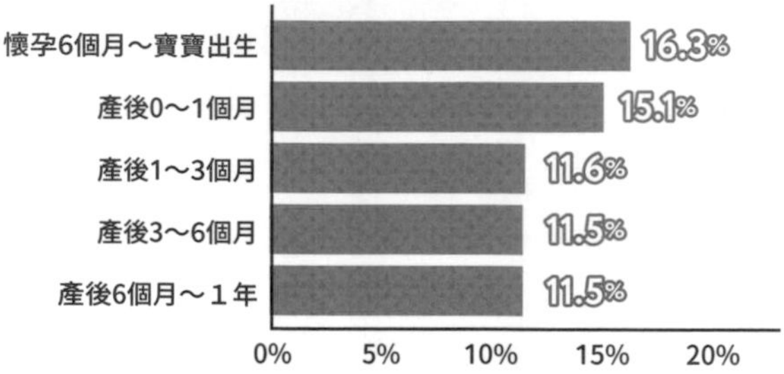
懷孕6個月～寶寶出生
16.3%
產後0～1個月
15.1%
產後1～3個月
11.6%
產後3～6個月
11.5%
產後6個月～１年
11.5%
0%
5%
10%
15%
20%

日本女性周產期憂鬱症的發病率：元分析
（Keita Tokumitsu, Norio Sugawara, Kazushi Maruo, Toshihito Suzuki, Kazutaka Shimoda &NorioYasui-Furukori）※經過部分編輯

男性產後憂鬱的發病時期

男性的發病時期最常出現在產後3到6個月，通常會比女性稍晚。

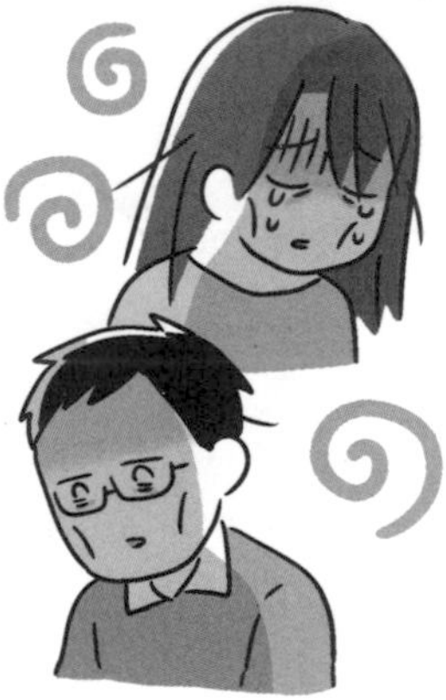

日本男性周產期憂鬱症的發病率

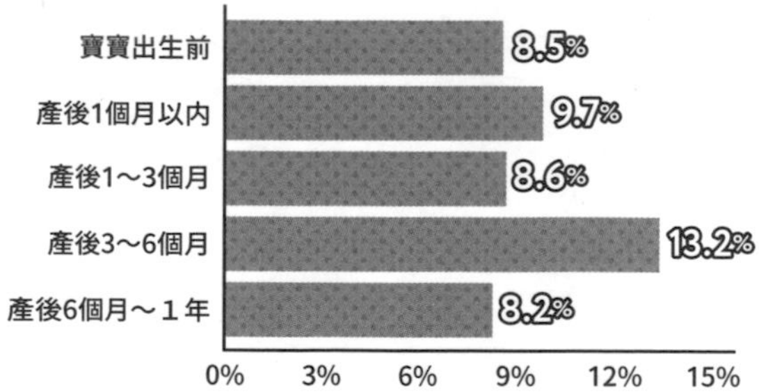
寶寶出生前
8.5%
產後1個月以內
9.7%
產後1～3個月
8.6%
產後3～6個月
13.2%
產後6個月～１年
8.2%
0%
3%
6%
9%
12%
15%

日本男性周產期憂鬱症的發病率：元分析
（Tokumitsu K, et al. Ann Gen Psychiatry. 2020; 19:65）

有多少人會得到呢？

會得到產後憂鬱症的人

占所有產婦的

10～15%

這個數字多少會隨調查結果而波動，但是每10人當中至少會有1人得到產後憂鬱症。這確實是一種非常普遍的疾病。

許多人會在產後感到自己「有些不對勁」

是否在產後感到自己和以往不同，或者有什麼反常的地方？

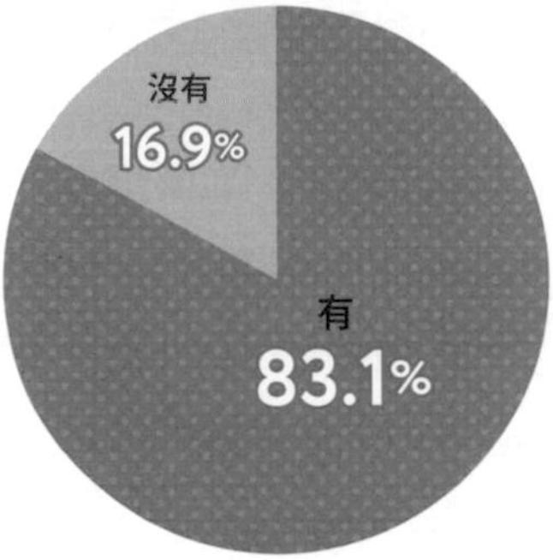

沒有
16.9%
有
83.1%

這是包括事後回想起來才發現自己確實有點反常的統計，而且超過8成的人都有這種感覺。

嬰幼兒育兒支援協會（公司）〈產前產後的母親支援：緊急問卷調查〉（2017年的網路調查。共有1305人回答）

什麼樣的人會得到呢？

風險特別高的是

- 曾經歷心理不適的人
- 身邊缺乏支持的人
- 因為忙碌或離婚而飽受壓力的人

這3個雖然是風險因素，但不管是誰，都有可能得到產後憂鬱症。

你是什麼時候開始感到孤獨的？

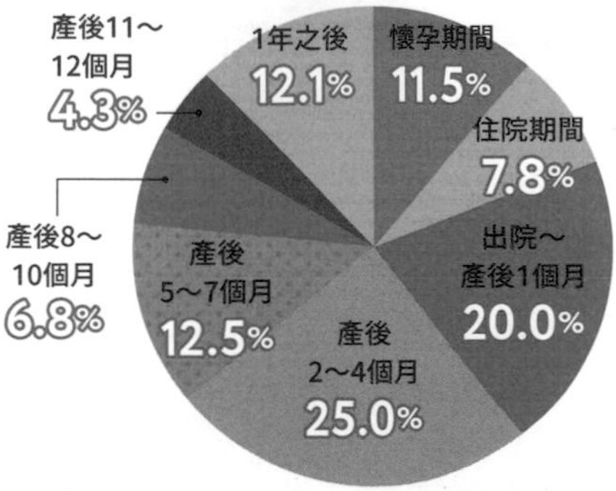

懷孕期間
11.5%
住院期間
7.8%
出院～產後1個月
20.0%
產後2～4個月
25.0%
產後5～7個月
12.5%
產後8～10個月
6.8%
產後11～12個月
4.3%
1年之後
12.1%

在產後1年間很多人感到孤獨

有81.5%的人表示他們在產前、產後曾經感到孤獨。若是進一步詢問是在什麼時期感到孤獨，有45%的人提到在出院之後到產後4個月這段期間會有這種感覺。

嬰幼兒育兒支援協會（公司）〈產前產後的母親支援：緊急問卷調查〉（2017年的網路調查。共有1305人回答）

Column 1

新冠疫情讓產後憂鬱症加劇!?

2020年春季開始在全球流行的新型冠狀病毒肺炎（COVID-19）疫情徹底改變了人類的生活。整個社會的沉悶氣氛久久無法消散，這對深受憂鬱症所苦的人來說，是一個相當難熬的環境。

而新冠疫情是否造成產後憂鬱症的患者增加呢？不無可能，但處在醫療現場的公共衛生護理師表示「需要支援的人數其實沒有太大的變化」。人們通常認爲荷爾蒙失調是產後憂鬱症的成因之一，所以傳染病橫行帶來的影響或許不大。

但不可否認的是，新冠疫情帶來的種種限制也讓育兒的環境更加孤獨。應該有很多人失去了與其他媽媽聊天的機會，甚至孩子的活動也被迫取消。非但沒有地方釋放壓力，更難以找到一個能夠自在聊天、稍微舒緩焦慮的朋友。看來相較產後的那段時間，新冠疫情似乎對人們造成更大的影響。

第 2 章

如何走出「產後憂鬱」的陰霾？

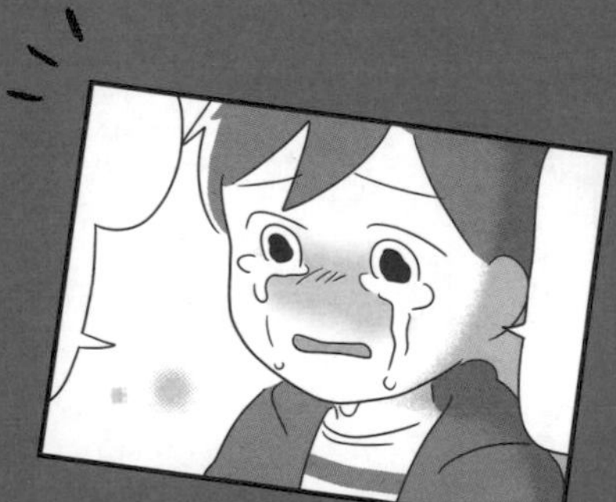

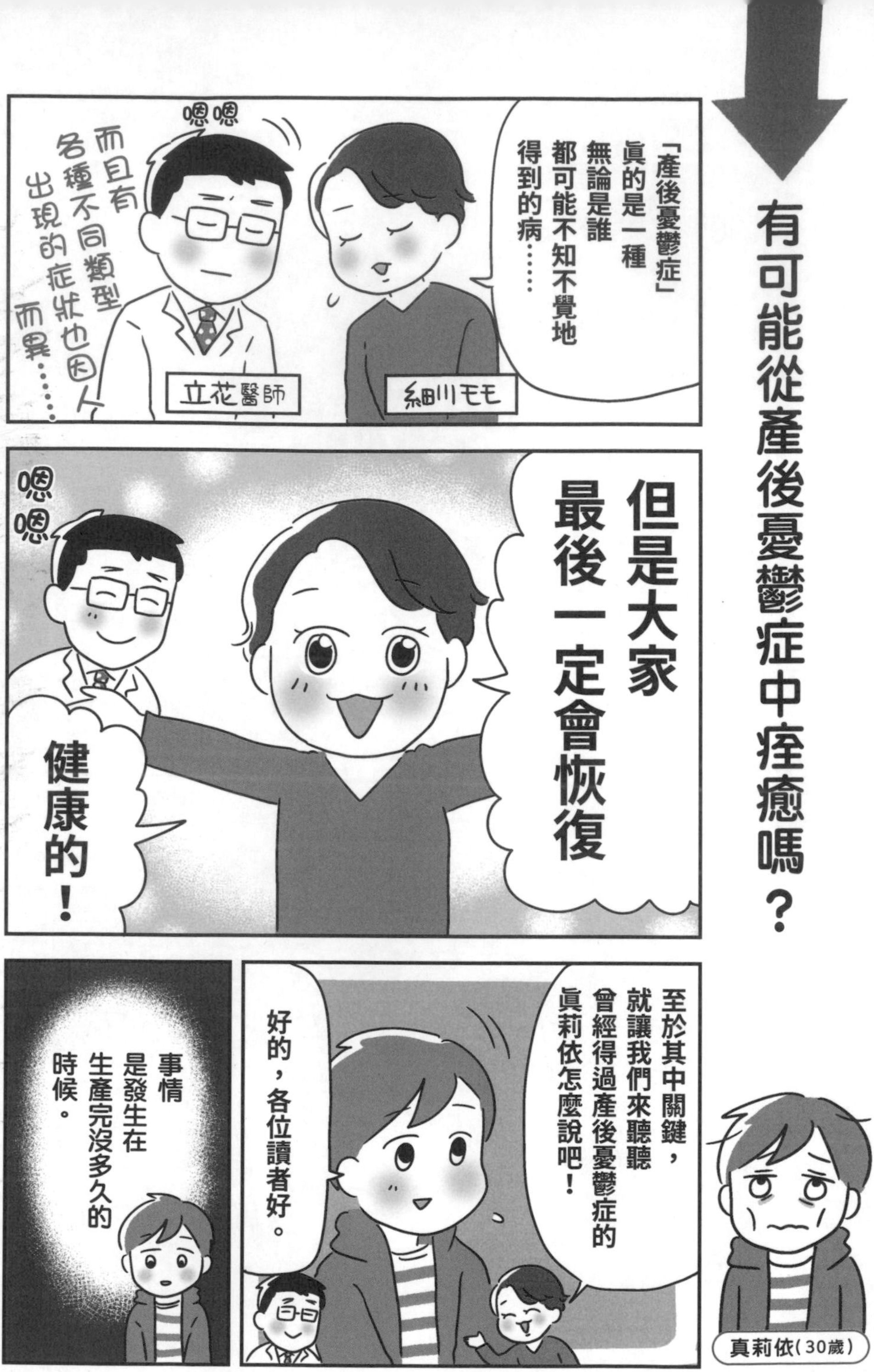
有可能從產後憂鬱症中痊癒嗎？
「產後憂鬱症」真的是一種無論是誰都可能不知不覺地得到的病……
嗯嗯
而且有各種不同類型出現的症狀也因人而異……
細川モモ
立花醫師
但是大家最後一定會恢復健康的！
嗯嗯
至於其中關鍵，就讓我們來聽聽曾經得過產後憂鬱症的眞莉依怎麼說吧！
好的，各位讀者好。
事情是發生在生產完沒多久的時候。
眞莉依（30歲）

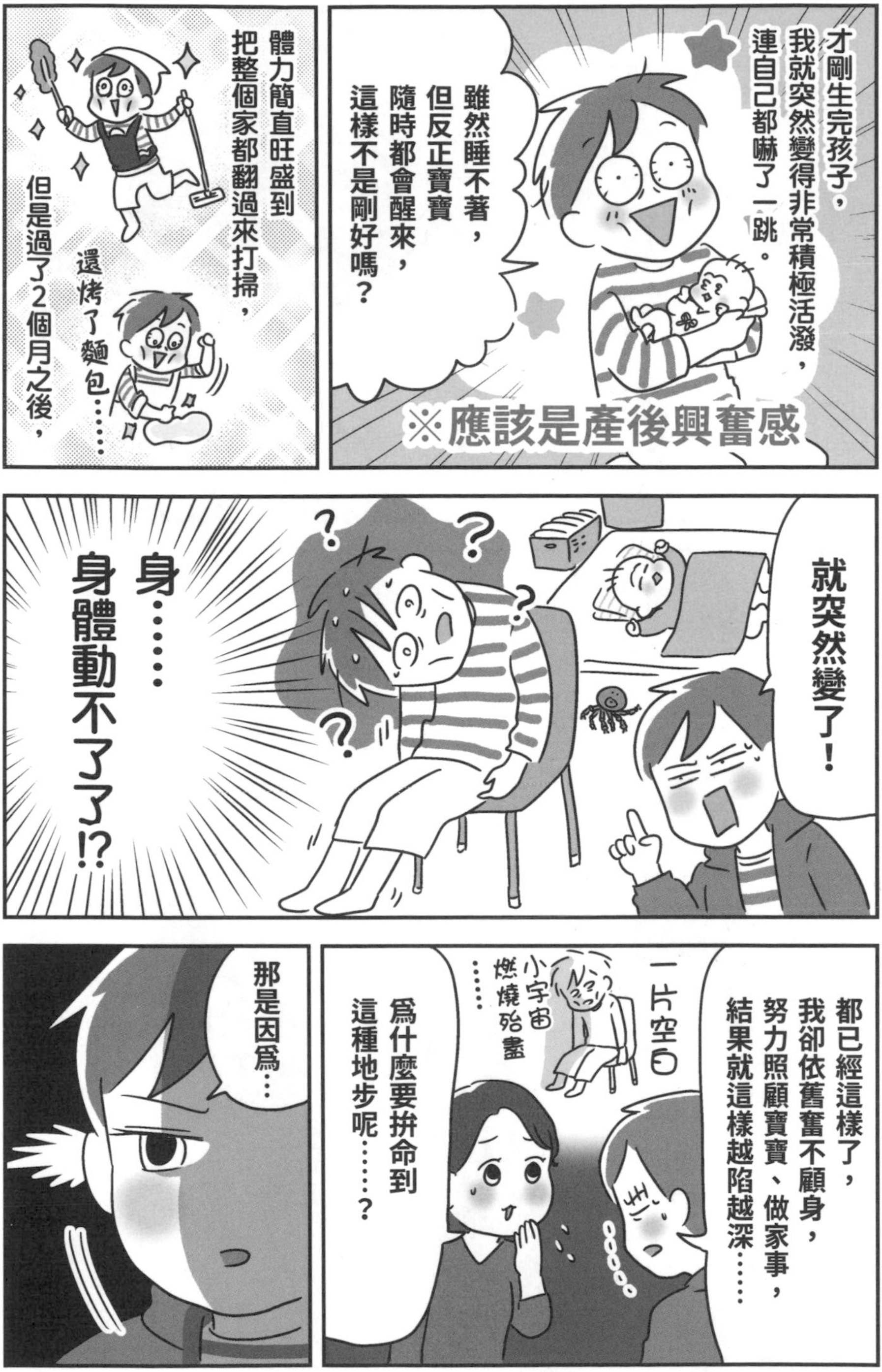
才剛生完孩子，我就突然變得非常積極活潑，連自己都嚇了一跳。
雖然睡不著，但反正寶寶隨時都會醒來，這樣不是剛好嗎？
※應該是產後興奮感
體力簡直旺盛到把整個家都翻過來打掃，
還烤了麵包……
但是過了2個月之後，
就突然變了！
身……身體動不了了!?
都已經這樣了，我卻依舊奮不顧身，努力照顧寶寶、做家事，結果就這樣越陷越深……
一片空白
小宇宙燃燒殆盡……
爲什麼要拼命到這種地步呢……？
那是因爲……

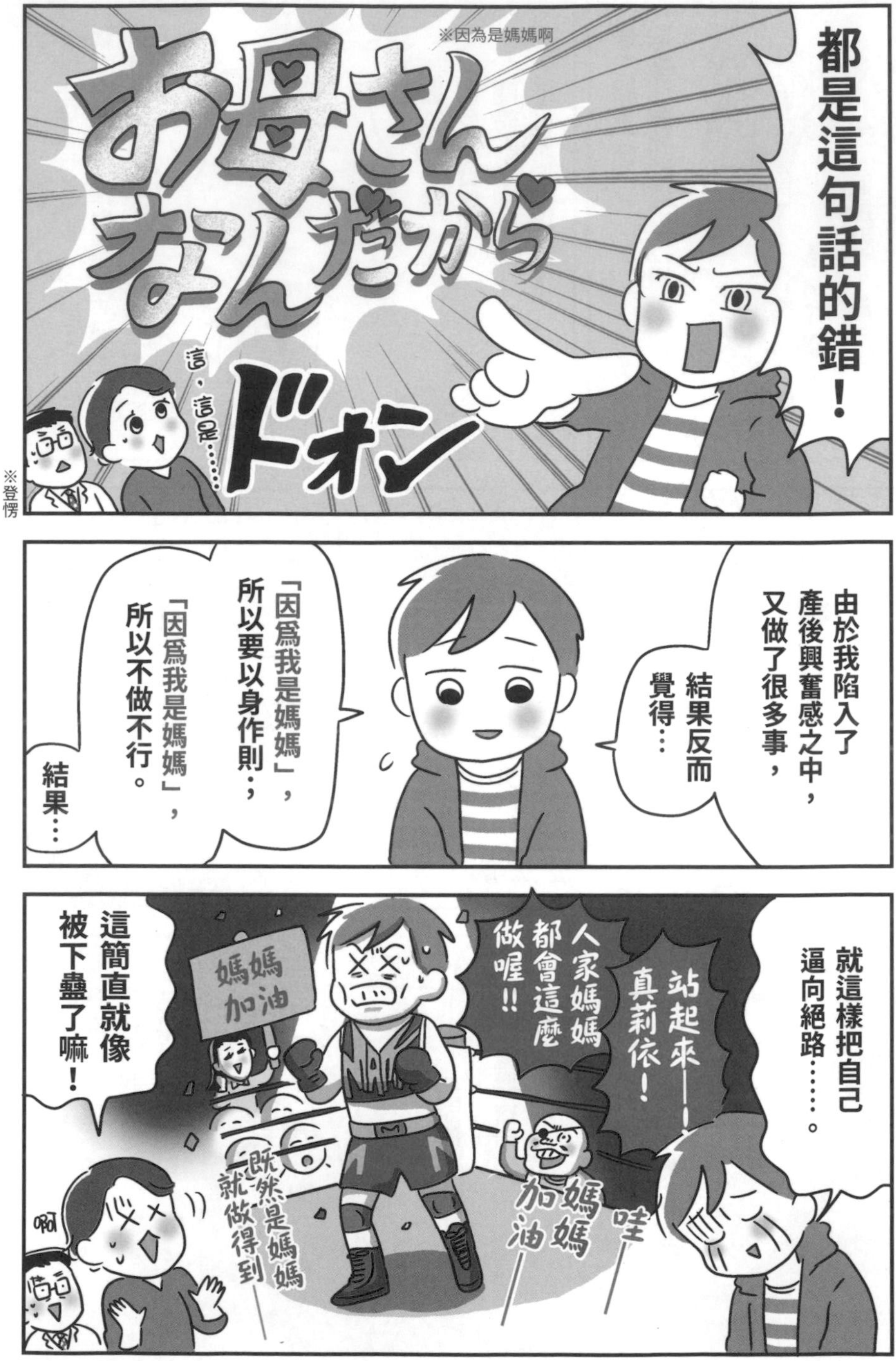

都是這句話的錯！
※因為是媽媽啊
お母さんなんだから
這、這是……
ドォン
※登愣
由於我陷入了產後興奮感之中，又做了很多事，
結果反而覺得……
「因爲我是媽媽」，所以要以身作則；「因爲我是媽媽」，所以不做不行。
結果……
就這樣把自己逼向絕路……。
站起來——！真莉依！
人家媽媽都會這麼做喔!!
哇
媽媽加油
既然是媽媽就做得到
媽媽加油
啊
這簡直就像被下蠱了嘛！

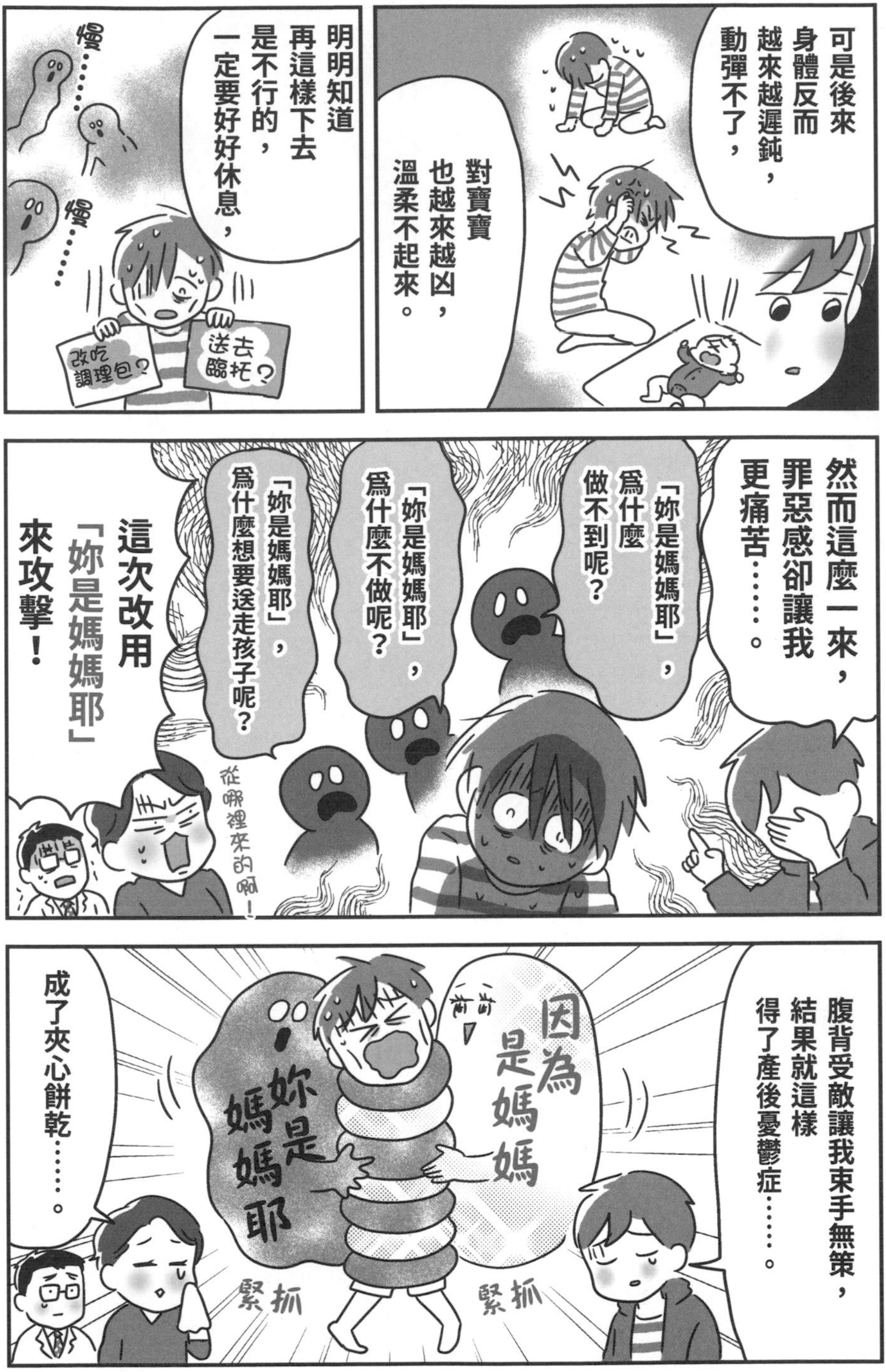
可是後來身體反而越來越遲鈍，動彈不了，
對寶寶也越來越凶，溫柔不起來。
明明知道再這樣下去是不行的，一定要好好休息，
慢……
慢……
送去臨托？
改吃調理包？
然而這麼一來，罪惡感卻讓我更痛苦……。
「妳是媽媽耶」，爲什麼做不到呢？
「妳是媽媽耶」，爲什麼不做呢？
「妳是媽媽耶」，爲什麼想要送走孩子呢？
這次改用「妳是媽媽耶」來攻擊！
從哪裡來的啊！
腹背受敵讓我束手無策，結果就這樣得了產後憂鬱症……。
因為是媽媽
妳是媽媽耶
緊抓
緊抓
成了夾心餅乾……。

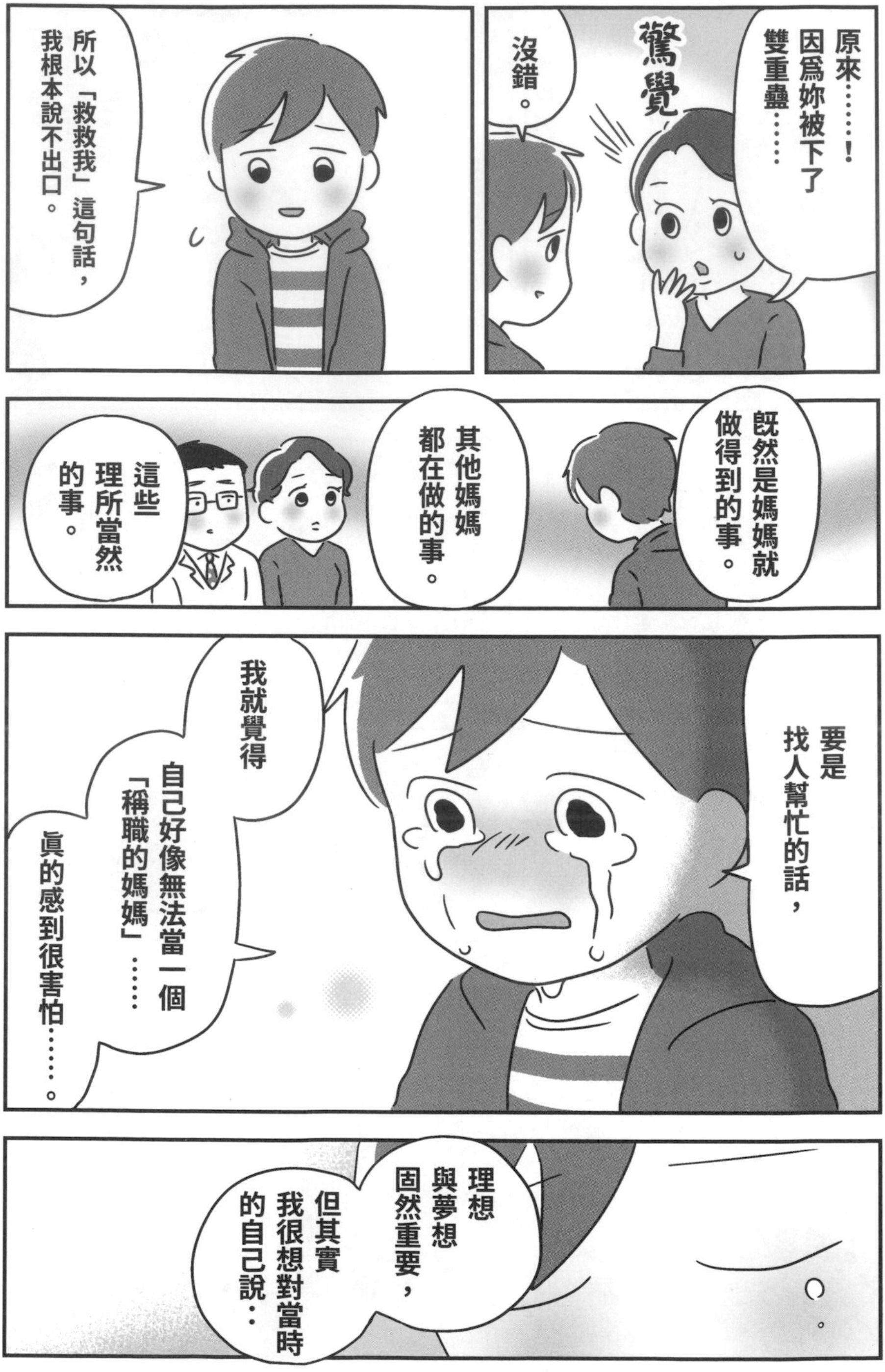

原來……！因爲妳被下了雙重蠱……
驚覺
沒錯。
所以「救救我」這句話，我根本說不出口。
既然是媽媽就做得到的事。
其他媽媽都在做的事。
這些理所當然的事。
要是找人幫忙的話，
我就覺得
自己好像無法當一個「稱職的媽媽」……
眞的感到很害怕……。
理想與夢想固然重要，
但其實我很想對當時的自己說：

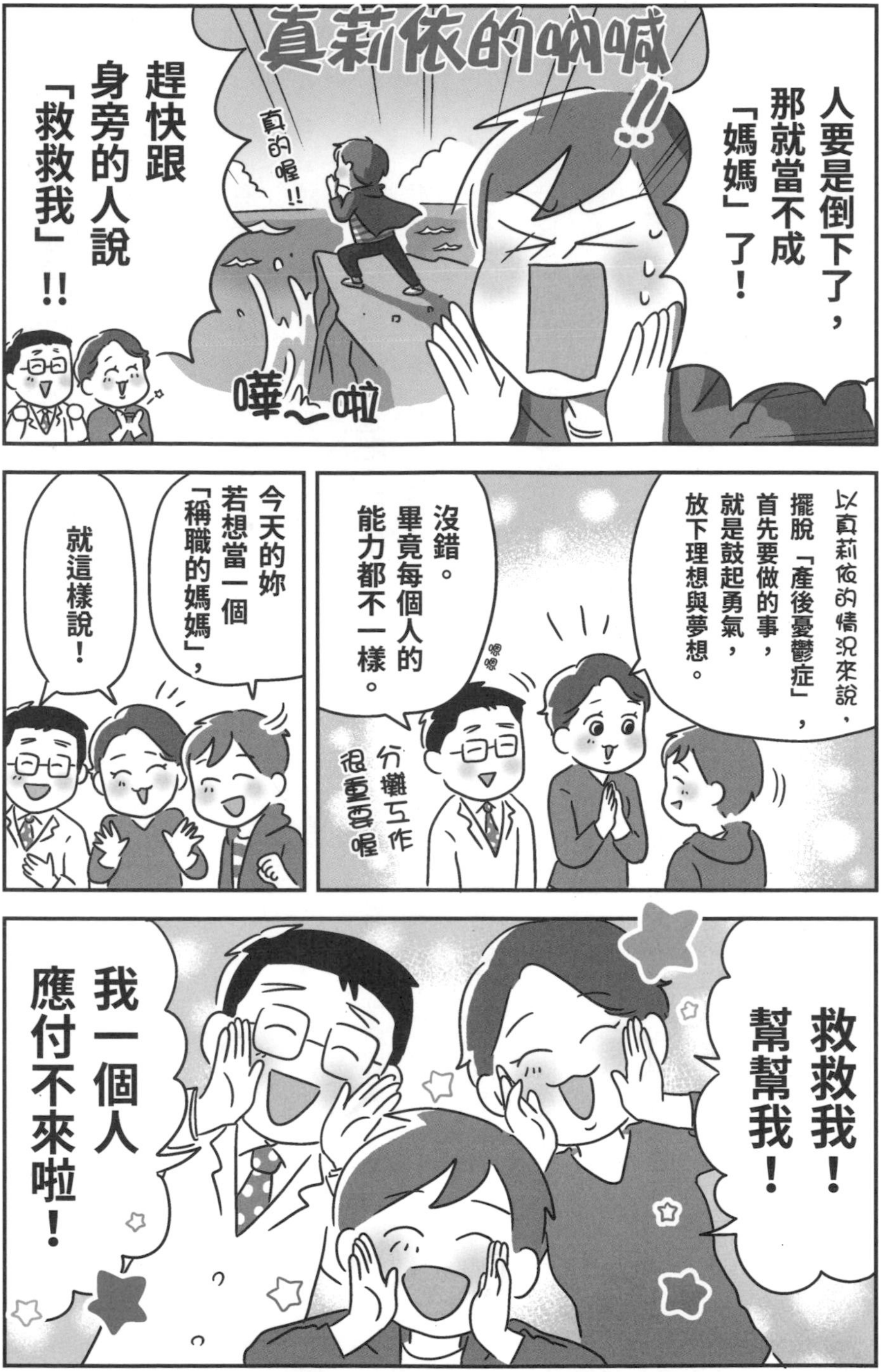
人要是倒下了，那就當不成「媽媽」了！
真莉依的吶喊!!
真的喔!!
趕快跟身旁的人說「救救我」!!
嘩～啦
以真莉依的情況來說，擺脫「產後憂鬱症」，首先要做的事，就是鼓起勇氣，放下理想與夢想。
沒錯。畢竟每個人的能力都不一樣。
嗯嗯
分攤工作很重要喔
今天的妳若想當一個「稱職的媽媽」，
就這樣說！
救救我！幫幫我！
我一個人應付不來啦！

或許是30年前的好媽媽榜樣束縛了我們

有件事我真的很想拿著大聲公對大家說。

請說。洗耳恭聽（笑）。

誰都曾經感冒過，是吧？同樣地，我們的心也會著涼。早點休息明明很重要，卻有很多人不這麼做。都已經發燒了，出門工作還不多穿一件衣服，就是這樣。

尤其生產過後，「要成爲一位稱職的『好媽媽』」之類的意識會非常強烈。

若能及早採取行動，在產後憂鬱症癒後，情況通常都會好轉，宛如脫胎換骨且精神飽滿。

不打算解決問題，是不是和好媽媽榜樣有關呢？我們的母親大多爲全職的家庭主婦，生活應該都是以孩子爲中心。例如會在孩子放學回到家之後，端出自己做的點心等等。有幸在這樣的母親照顧之下長大成人的孩子，應該都擁有美好的回憶，所以自己也會想讓孩子享有相同的呵護。但是現在的社會以及女性的地位已經與30年前不一樣了，現在的人其實無法像自己的母親那樣帶孩子，但卻爲此感到自責，認

爲是自己不夠好才做不到。

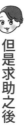

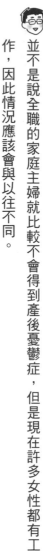

並不是說全職的家庭主婦就比較不會得到產後憂鬱症，但是現在許多女性都有工作，因此情況應該會與以往不同。

一聽到有人說「因爲妳是媽媽」時，心裡很難受。但又會猶豫眞的可以打電話向區公所的人求助嗎？

其實眞的非常希望大家能出聲求助呢。設立這個窗口的目的，就是要幫助大家。

但是求助之後，對方若是冷淡以對，內心反而會飽受打擊。

能不能遇到一個好的諮詢對象，其實和運氣也有點關係。但是我希望大家能坦率地把自己的感受與希望表達出來，千萬不要悶在心裡。受苦的當事人若是諮詢時不順利，我希望家人可以適時伸出援手。

坦白說，向別人提起自己得了產後憂鬱症也很麻煩，所以大多數的人都是找家人傾吐心事。

如果身體狀況已經嚴重到影響生活的話，前往精神科等醫療機構就醫或許會比較好。不過建議大家先掌握鄰近地區的精神科急診單位，這樣才能在發生危急情況時有備無患。至於如何尋找諮詢單位，在第78至85頁會告訴大家。

「我怎麼會……」
這樣想才危險

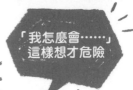

產後憂鬱症就像一場心靈感冒，得了也不需要有罪惡感！

應該有很多人生下寶寶之後，就算覺得精神不濟或提不起勁這件事很奇怪，也還是會對自己說「當媽媽就是這樣，而且大家都這麼做」，遲遲不肯承認自己的狀況已經變差了。

尤其是平常十分活潑開朗的人，總認爲自己與產後憂鬱症無關。而責任感強、過往都是靠自己克服難關的人似乎也有這種傾向，因爲他們會竭盡全力，試著自己解決問題。

走出產後憂鬱症的第一步，就是意識到自己「和平常有點不一樣」。然而說起來或許簡單，實際卻出乎意料地困難。因爲「這只是一時的，過沒多久就會恢復活力」的心態會讓人不小心逃避現實。

▼每個人心中都有不想承認自己生病的念頭

大家聽過「正常化偏誤」這個詞嗎？它是指**當我們面臨危險或威脅時，獨斷認爲這是一件「沒什麼大不了的事」，並對此樂觀看待的心理反應。**

不希望發生的事情卻發生了——這種時候人都會不願面對事實。當火災警報器響起時，比起慌慌張張地撤離現場，心想「是不是有人誤觸警鈴」而在旁觀看的人恐怕更多。因爲要是對每次的誤判都有所反應的話，生活恐怕會大受影響。因此在某個程度上，這是正確的判斷。然而，抱持著懷疑的心態觀察「是不是發生火災了」，與覺得大概是「有人誤觸警鈴」而加以漠視之間，後續的處理方式有所不同。

之前一再重申，不管是誰，都有可能得到產後憂鬱症，而且還很難以一己之力來預防。即使是意志堅強的人，只要遇到了，一樣會深受其苦。大家應該都曾感冒過，但我們並不會去責備感冒的人，說對方身體太差或是故意撒嬌。而**憂鬱症就像心靈得了感冒。既然心靈也會著涼，**我們何不拋下「自己絕對沒問題」這種想法，坦然面對心理的不適。照顧自己脆弱的心，就從這裡開始。

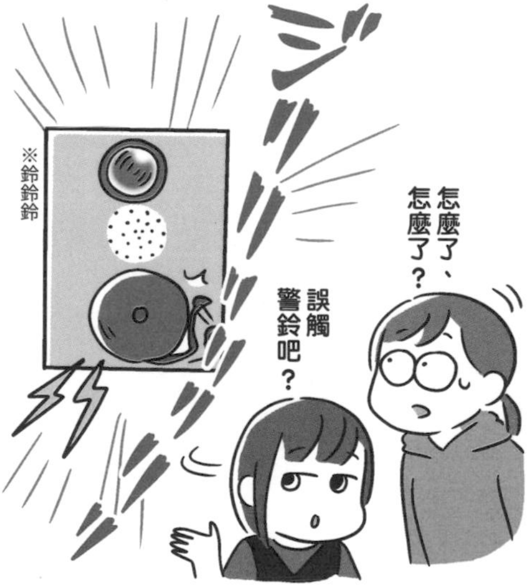

只靠自己是好不了的

病情若已明顯影響生活，一定要向專家求救

▼少了旁人支持就會難以康復的病

產後憂鬱症若想康復，勢必要接受各種照護才行。而照護的概念如下圖。

首先要注意的是生理照護，必須好好休息，充足睡覺。若是因爲貧血頭暈的話，則需要注意飲食內容。再來是心理照護。痛苦的感受只要向他人傾訴，心理負擔就會減輕許多。另外還有一點，那就是遇到困難的時候，能向專家求救的社會支援。

從上述可知，產後憂鬱症是一種難以靠自己克服的疾病。**身邊的人若是無法理解這種病並且給予支持，康復恐怕會是一條漫長的道路。**

難以靠自己治癒

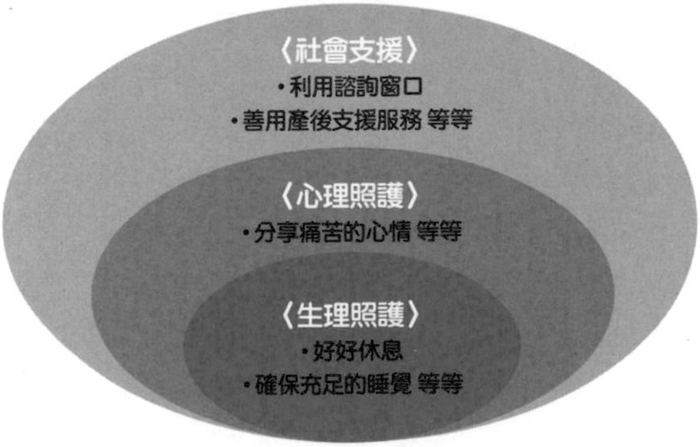
〈社會支援〉
・利用諮詢窗口
・善用產後支援服務 等等
〈心理照護〉
・分享痛苦的心情 等等
〈生理照護〉
・好好休息
・確保充足的睡覺 等等

※引用自：一般社團法人Luvtelli講座

若是出現下列情況，絕對不可置之不理！

- □ 幾乎無法做家事
- □ 幾乎無法照顧寶寶
- □ 非常暴力，簡直像變了一個人
- □ 無法與人正常對話
- □ 起不了床，動彈不得
- □ 無法留意寶寶的安全

▼本人或家人都要懂得求助，找人商量

媽媽若是白天想好好休息，身旁的人請務必伸出援手，例如請奶奶幫忙看一下孩子，身為丈夫的則空出時間聆聽妻子的心聲。但有時家裡的情況可能無法做到這種程度，此時不妨善用家事服務、照護或托嬰等服務。

然而，**在日常生活中問題若是已經相當嚴重，甚至影響到寶寶與家人的話，那就需要就醫，**千萬不要置之不理，原因如上所述。如果還有其他不明之處，一定要向專家好好諮詢。至於相關的諮詢單位，在第78至85頁有詳細解說。

▼遇到「想死」等緊急狀況時，要立刻採取應對措施

憂鬱症有時會突然惡化。而需要視為緊急事件

來處理的有下列幾種情況。若是遇上了，**務必在事發當天好好處理，**因爲當事人有可能會自殺或帶著他人一起走上絕路。在這種狀況之下，**當事人通常難以冷靜判斷，所以周圍的人一定要懂得察言觀色並且採取應對措施。**

①想結束自己的生命，而且無法消除走上絕路的念頭

看著外面，想著「要不要跳下去算了」。覺得自己從這世界上消失會比較好等等。

②突然出現幻覺或妄想。或者幻覺與妄想的情況越來越嚴重

覺得身旁的人在說自己的壞話，或者有人在竊聽。有種耳鳴般的幻聽等等。

③具危險性，可能傷害自己或家人等身邊的人

所謂的危險性指的並不是語言上的暴力，而是像毆打或推撞這種會對身體造成傷害的行爲，有時甚至會讓孩子陷入危險之中，例如全家一起走上絕路。

▼不是一人苦撐，而是要靠大家支持分擔的病

不過，在背後支持媽媽的「大家」會有誰呢？可能性最高的是丈夫，但僅有「大家」中的其中一個人伸出援手，產後憂鬱症很難康復。丈夫以外的家人、公共衛生護理師以及醫師等，集結衆人之力組成一個媽媽的後援團隊，才能妥善應對。雖然受苦的是當事人，但是

「無法休息」、「找不到人傾吐心事」等不友善的環境也有問題，所以**希望大家不要把這當成只是患者個人的疾病。**

總而言之，**千萬不要獨自承受！這句話除了對自己，也可以說給周遭的人聽。**因爲只靠自己克服的話，恐怕會太過痛苦而撐不下去。而夫妻倆也務必要向更多人請求援助，以免不堪負荷被雙雙擊倒。

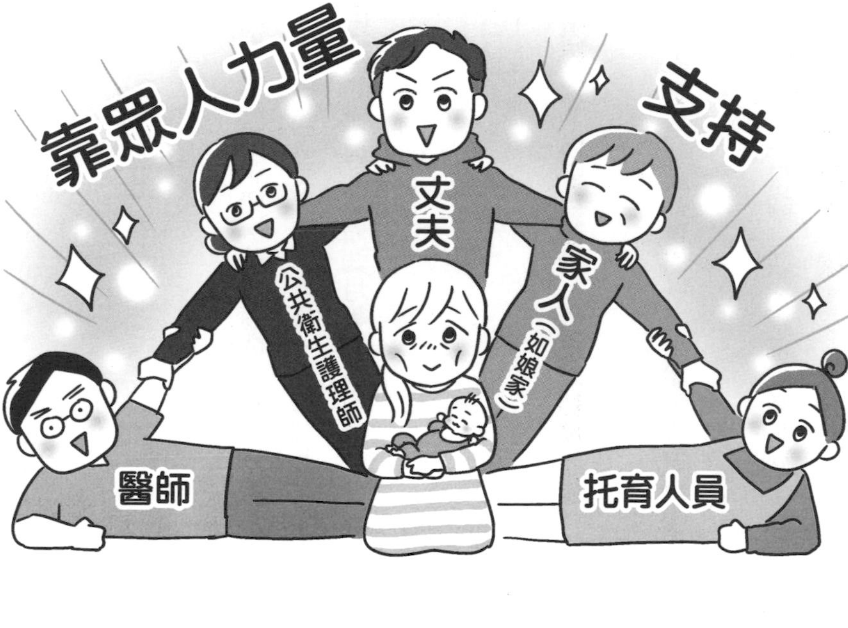
靠眾人力量
支持
丈夫
公共衛生護理師
家人（如娘家）
醫師
托育人員

該怎麼辦才好？

拚過頭，心靈會崩潰的。對媽媽來說，「休息」也是重要的工作

產後生活通常會比想像的還要辛苦，因爲每隔幾個小時就要餵奶，睡覺時間也變得零零碎碎，睡不足也睡不飽。生產時若有剪會陰或剖腹的話，還要忍受傷口的疼痛。儘管如此，依然有許多人努力把該做的基本家事做完。接待前來探望的親友、準備彌月等事情也都一一處置好。坦白說，這些媽媽其實已經筋疲力盡了。

▼讓媽媽喘不過氣的僞單親生活

最近僞單親這個詞越來越常見，而且**不少人就是因爲當了僞單親爸爸、媽媽才觸發產後憂鬱症。**

左頁所舉的一天生活案例絕非特殊情況。對於沒有人幫忙照顧寶寶的媽媽來說，這可算是最典型的時間表。

一天24小時總是有做不完的事，不知道何時才能掙脫日復一日的生活。不僅身體勞累，心靈更是疲憊不堪。這種情況**就和因爲過度工作而陷入憂鬱之中的人一樣。**

要知道，確保自己能夠充分休息非常重要。即使只有一時半刻，也要擠出一段可以好好睡、好好歇息的時間。**如果丈夫或祖父母都無法提供援助，不妨考慮利用外部服務，例如請家事服務人員或臨托保母**幫忙減輕負擔。

育兒是一場長期抗戰，不是只要努力幾天就可以結束的任務。正因如此，當媽媽的以及其身旁的人應該要了解一件事，那就是擁有一段舒適輕鬆的時間相當重要。

【案例】

產後住院1週。出院後，先是在娘家待了10天，之後回到家中開始一家三口的生活。丈夫公司無法請假，而儼然過著偽單親生活的妻子除了照顧寶寶，還要負責所有的家務事，整天下來幾乎沒有時間休息。結果孩子才剛滿月，媽媽整個人就陷入抑鬱狀態。

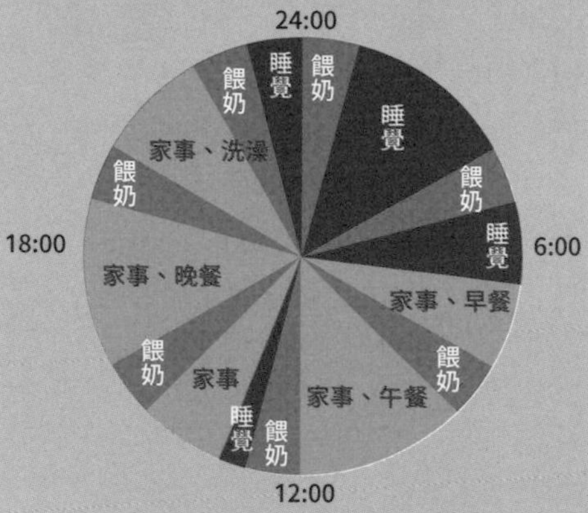
24:00
餵奶
睡覺
餵奶
睡覺
6:00
家事、早餐
餵奶
家事、午餐
餵奶
12:00
睡覺
家事
餵奶
家事、晚餐
18:00
餵奶
家事、洗澡
餵奶
睡覺

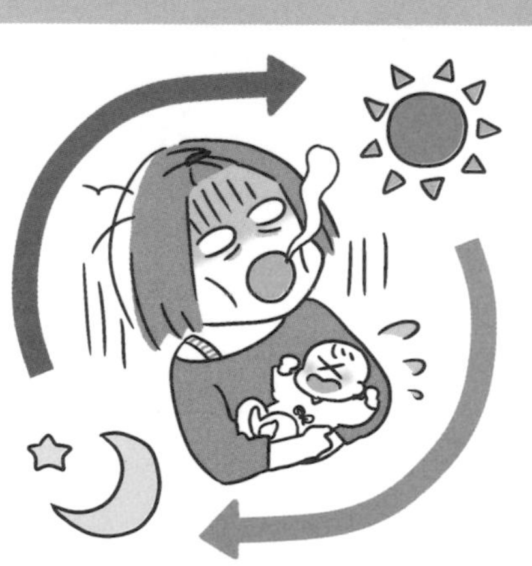

不要鼓勵自己必須多努力！旁人也別輕易說出這種話

▼「都已經是當媽媽的人了」是劇毒話語

人的心若是感冒了，旁人**絕對不可斥責或激勵**。雖然周圍的人是基於好意，但是這樣的鼓勵卻像一把刀，刺痛了脆弱的心靈，讓當媽媽的人忍不住自責。

特別要注意的是「因爲妳是媽媽」這句話。無窮的母性本能讓媽媽願意爲孩子放棄一切，這是大家對當母親的人所擁有的印象，但也有不少人因爲自己與這種母親形象相差太遠而感到困惑。她們心中當然有母愛，然而打從生下寶寶的那一刻開始，就覺得自己可以爲孩子犧牲一切而活的人應該是少數吧。「當媽媽的一定要這樣才行」的成見，往往讓產後疲憊不堪的女性飽受壓力。

而另外一句**必須注意的話就是「要加油、要努力」**。很多人動不動就脫口這麼說，但對心理負擔已經超載的人而言，其實是一句聽了會相當痛苦的話。

不管有多痛苦、有多疲憊、有多難受，全都不要否認。**旁人不僅要接納，當媽媽的人更不要自責、覺得自己「沒有用」，**要承認並接受自己確實感到非常痛苦的事實。

不可以說出口！NG話語

- 因為妳是媽媽，都已經當媽媽了。
- 果然是媽媽，不愧是當媽媽的人。
- 遲早會習慣的啦。
- 大家都是這樣做的喔。
- 妳應該做得到啦，妳可以的。
- 再撐一下嘛，加油！
- 寶寶好像會很可憐。
- （別人都做得到）妳怎麼不行？
- 真的撐不下去了嗎？
- （娘家、婆家等）我那時一個人也很努力，我那時候更累好不好。

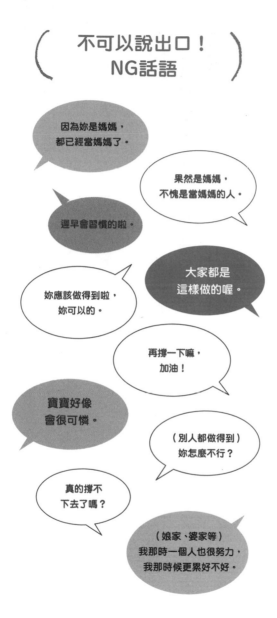

該怎麼辦才好？

身心若有負擔，就沒必要堅持餵母乳

對寶寶來說，母乳是最好的營養來源，因此很多人都希望寶寶能喝母乳長大。這種想法固然沒錯，然而，**如果爲了哺乳日夜不得安寧，可能把身體搞壞的話，不妨考慮使用配方奶替代。**我們不一定要堅持全母乳，就算是與配方乳交換哺育，應該也能減輕不少負擔。

▼有些人因爲改餵配方乳而得救

有些媽媽產後沒有充足的奶水。例如曾經有位剛生完沒多久的媽媽，因爲哺乳間隔太短而筋疲力盡。當時她的寶寶每隔1個小時就會大哭，即使她趕緊餵奶，寶寶也會在不久之後

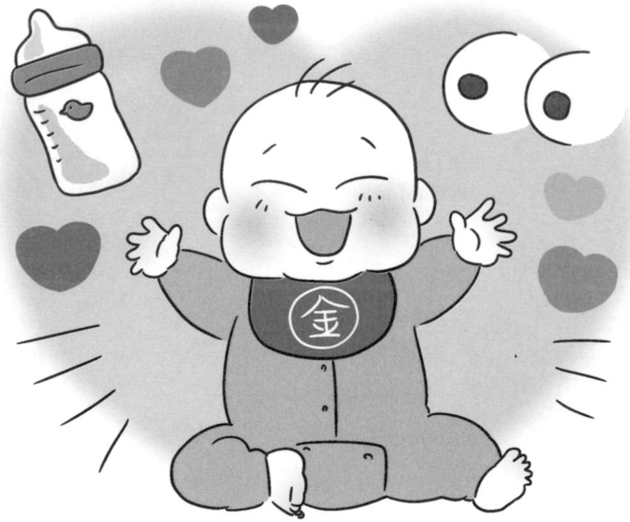

又開始嚎啕大哭，導致她滿腦子只記得餵奶這件事。她的母親看不下去，於是提出使用配方奶的建議。自此之後，喝飽飽的寶寶不僅睡得好，那位媽媽的壓力也減輕了不少。

▼餵母乳的這段期間，失調的荷爾蒙較不易恢復正常

母乳和產後憂鬱症之間的關係，還有一件大家必須知道的事——**生產後，女性荷爾蒙會大幅減少，而且在持續哺乳的期間很難恢復正常。**哺乳期間，促進乳汁分泌的荷爾蒙雖然會增加，但同時女性荷爾蒙中的雌激素也會因爲受到抑制而減少。

母乳中含有嬰兒所需的豐富營養素及免疫物質。此外，哺乳能促進子宮收縮，有助於惡露排出，讓身體能較快恢復產前狀態，並刺激催產素分泌，加深母子之間的感情，好處不勝枚舉。話雖如此，但也沒有必要堅持餵母乳。身爲媽媽的人應該要選擇一個最適合自己的方法來餵寶寶，千萬不要勉強自己。

該怎麼辦才好？

不要只把問題丟給家人，先找可以伸出援手的人

▼在傾聽心聲的同時，旁人也要鼓勵患者諮詢

產後憂鬱症是一種難以靠患者自己或只靠某個人的幫助就克服的疾病。但很遺憾的，許多人不敢說出「幫幫我」這句話，因爲他們總是會想得太多，覺得感到羞愧或懷有自卑感而猶豫不決。

心靈感冒並不是一件丟臉的事，也不代表精神衰弱。這是無論什麼人都會遇到，尤其是在產後的期間，特別容易發生如此的情況。**不管是當事人還是身旁的人，都要有勇氣說出「幫幫我」這句話。**但就現實的狀況來說，有時患者會無力求救，甚至不願去尋求援手。因此在用心聆聽當事人道出痛苦心情的同時，身旁的親友也要好好鼓勵對方，「既然難受，不妨尋求他人協助」。

▼透過網路尋找諮詢對象，效率可能不佳

當需要找人聊聊，或者希望有人能聽我們訴苦時，大多數的人都會先上網求助，查詢自宅附近醫院的網頁，在社群網站上看看諮商心理師的評價，藉此搜尋適合的諮詢機構，但是這種方法可能不是很有效率。

雖然現在當父母的人對於網路相當熟悉，比祖父母那一代更能找到可靠的資訊。但實際試過之後，往往會發現自己非但無法獲得預期的支援，有時還會收到錯誤的建議，甚至被推銷商品，變得適得其反，讓情況可能因此變得更糟糕。

若要尋找一個有效率而且資訊可靠的諮詢機構，不妨先考慮向居住地的公共支援機構商量（例如在日本可以找健康服務中心，台灣則可以向社區心理衛生中心洽詢）。但是不要透過網路，而是先在電話中諮詢。只要與熟知當地資訊的公共衛生護理師交談，就能獲得無法從網路得知的資訊。

要向哪些管道求助？

諮詢管道五花八門，但最好先向健康服務中心求助

好了，接下來要具體談談諮詢機構。

①平日白天→健康服務中心（台灣：社區心理衛生中心）

健康服務中心是日本最常見的諮詢機構，在各地的政府單位（鄉鎮市區）皆有設立。窗口的開放時間通常是平日的9點至17點，週六、週日以及國定假日則不開放。

健康服務中心經常受理地區居民的各種諮詢，而且隨時有公共衛生護理師、護理人員以及營養管理師等人進駐並提供服務。要是**懷疑自己得了產後憂鬱症的諮詢，則是由公共衛生護理師提供協助。**

▼熟知地區資訊的公共衛生護理師

在日本公共衛生護理師的工作是擔任當地居民與地區醫療及服務的橋梁。「附近有這樣的醫院」、「有這樣的支援服務」等資訊，都可以從他們口中得知。

有時公共衛生護理師會建議諮詢者前往精神科就診，接受治療。不過**他們是公職人員，**

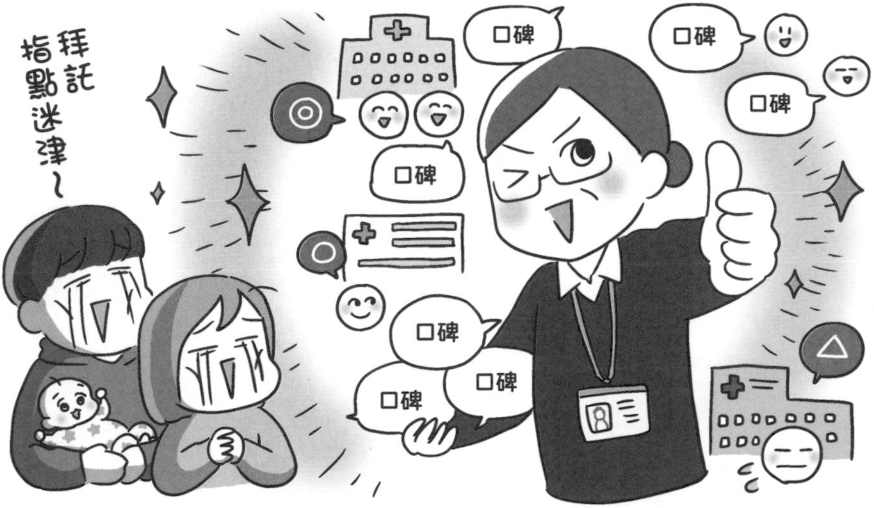

不能公開推薦某家醫院，所以就算問他們哪家醫院比較好，也難以獲得明確答案。但由於他們手中掌握了不少地區資訊，知道一些網路上查詢不到的事，所以也說不定會坦率地列出幾家適合前往的醫療機構。

他們若是判斷有其需要，便會親自到府確認狀況並提供支援機構等資訊。在這種情況下，通常會有一位專責的公共衛生護理師陪同，有時甚至會持續給予支持和建議。只要專責的公共衛生護理師在身邊，就能掌握整個狀況，溝通的時候也會更加順暢。

②夜間或假日迫切需要支援的時候

↓精神科急診窗口

精神科急診窗口全日本各地都有，名稱因縣市而異，例如「精神科急診資訊中心」、

「精神科急診專線」等等。

▼名稱及應對方式因地方政府單位而異

除了名稱，各個地方政府單位的應對方式也會有所不同。舉例來說——

- 有公共衛生護理師或護理師常駐在機構，提供醫院接送和住院等支援
- 透過語音，提供可緊急處置的醫院
- 24小時皆能應對
- 假日及深夜某些時段無法提供服務

由此可以看出每個當地政府單位的系統差異相當大。

日本厚生勞動省的「夜間假日精神科急診醫療機構窗口介紹」網站上刊載了全日本窗口的電話號碼等資訊。（台灣則可撥打安心專線1925詢問就近院所。）可以的話，最好在緊急情況尚未發生之前就查詢「精神科急診」，**事先確認自己所在地區的相關資訊**以防不時之需。

精神科急診的系統因地方政府單位而異
好好確認自己居住地區的資訊吧！

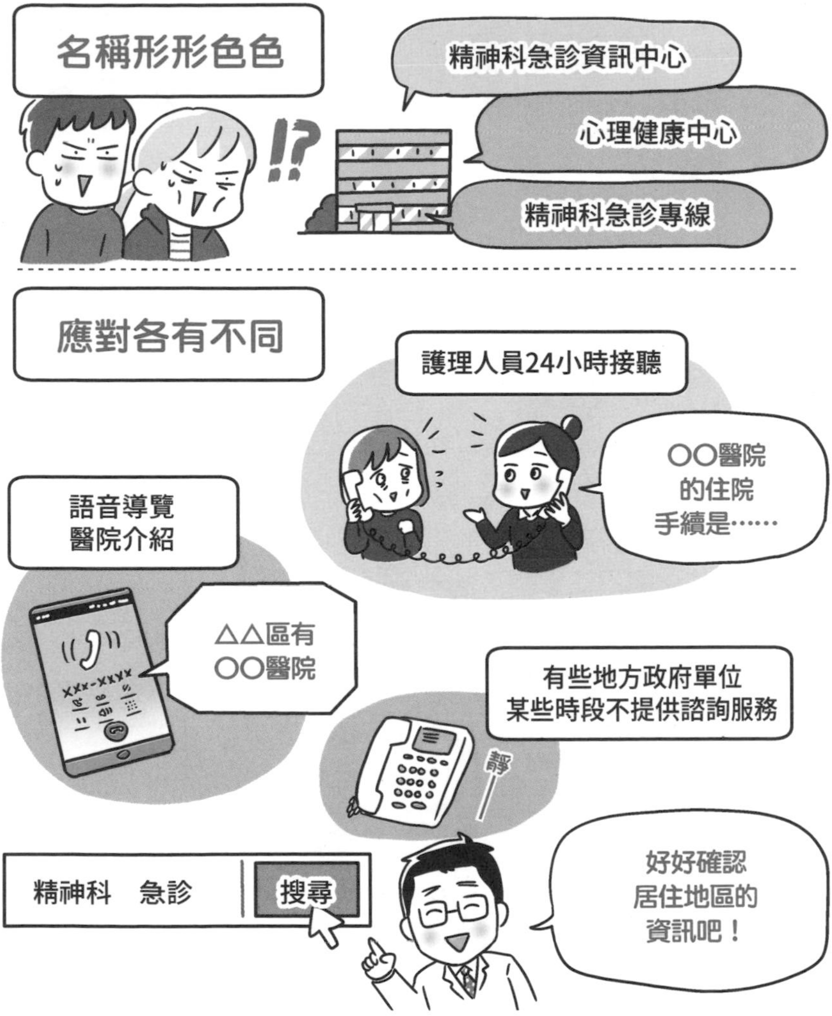
名稱形形色色
!?
精神科急診資訊中心
心理健康中心
精神科急診專線
應對各有不同
護理人員24小時接聽
〇〇醫院
的住院
手續是……
語音導覽
醫院介紹
△△區有
〇〇醫院
xxx-xxxx
有些地方政府單位
某些時段不提供諮詢服務
靜
精神科　急診
搜尋
好好確認
居住地區的
資訊吧！

③其他諮詢窗口

・區公所的服務窗口

在日本區公所專門負責的部門通常是「母子保健課」，但也有一些地方政府以「育兒支援課」或「健康促進課」爲名。這些服務窗口基本上會協助轉介到健康服務中心等專門的諮詢窗口，有此需求的人不妨至區公所的網頁確認聯絡方式。（台灣則是各縣市政府社會局會有育兒指導相關服務。）

・精神科、身心科

略過窗口諮詢，直接去醫院就診。選擇醫院可能基於多種考量，例如曾經就診，或者他人推薦。不過醫師也有擅長和不擅長的領域，因此通常比較難判斷對方在產後憂鬱症這方面是否具有豐富的診治經驗。

・當地政府單位的急救熱線

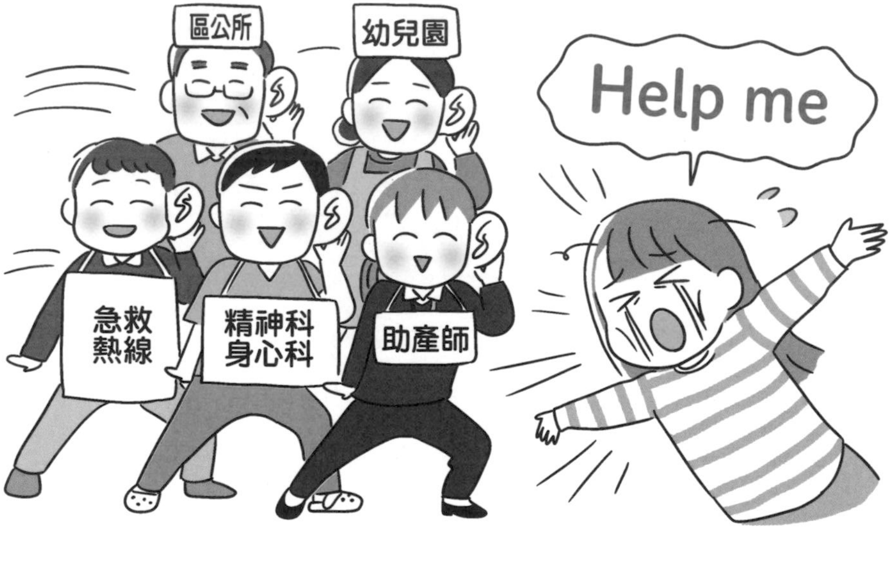

日本各個地區皆成立了「夜間急診」醫療體系，精神科的急診體系也十分完善。相關的聯絡方式可在區公所網站上確認。

・助產師、醫師、照護人員

這些人是醫療及母子保健相關的專業人士。不管是從懷孕開始深得信賴的助產師、產後會幫忙照顧母子一段時間的照護人員，或是熟識的內科醫師、產科醫師及小兒科醫師，遇到困難時，只要好好向他們諮詢，應該都能得到適當支援。

・生產的醫院

能否應對產後憂鬱的病患取決於醫院體制。很多醫院會在產後的第1個月提供諮詢服務，但如果是在沒有設立精神科的私人醫院生產，可能就找不到能夠妥善因應的醫療人員。此外，有些醫院在1個月後就不再提供諮詢服務，關於這點，可向婦產科門診櫃台確認。

・婦幼館、幼兒園

若有熟識的工作人員，或許可以考慮與對方聊聊。不少學童指導員和托育人員都有育兒經驗，說不定能夠提供有所助益的支援途徑。

▼體制逐漸完善的母子保健服務

大家對於地方政府單位或許不太熟悉。許多日本人都是在辦理結婚登記或領取母子手冊的時候才前往區公所；至於地方政府單位，恐怕只有要了解生產津貼的金額時才會想到。然而**保護居民的生命與健康是地方政府單位的重要職責之一**，大家可要善加利用。

近年來日本地方政府單位對於產後憂鬱症的態度已經有相當大的改變。或許有人可以好好回想得知懷孕的那一幕，面談時，公共衛生護理師是不是會說：「遇到困難時，我們會支持媽媽的。」只要及早與公共衛生護理師建立關係，產後若是不幸陷入困境，也比較容易開口諮詢。

以前幾乎沒有地方政府單位採行這樣的作法。但自從某個地區受理孕婦的諮詢並提供支援，進而發現這個作法成效卓越後，現在日本有許多地方政府單位跟進。

▼放鬆心情，好好諮詢吧

介紹當地政府單位提供的服務，並直接與產婦及其家人互動的通常是公共衛生護理師。而且有不少公共衛生護理師積極地學習，如何與深受心理問題困擾的人對話。因此，**陷入低潮時，不妨先向當地的公共衛生護理師尋求建議**※**。**

當然，並非一定要找公共衛生護理師，畢竟不是每個提供協助的公共衛生護理師都能讓人暢所欲言，若是覺得彼此合不來，也可以改向助產師或醫師求助，總之盡量找個值得信賴的人好好談談。另外，也可以嘗試詢問區公所的窗口。無論如何，首要之務是發出求救訊號。疲憊的時候或許會沒有力氣，甚至不知道該如何發出求救訊號。這種時候不妨稍微換個心態，抱持著輕鬆的心情試著向對方說「我想要聊一下」。自己若是不敢主動聯絡，也可以拜託身邊可靠的人代爲連繫。

（※在台灣若有相關困擾，可向各縣市社區心理衛生中心洽詢，或是撥打1925安心專線、0800-870-870孕產婦關懷專線詢問。另有衛生福利部國民健康屬之孕產婦關懷網站 https://mammy.hpa.gov.tw/ 可供查詢）

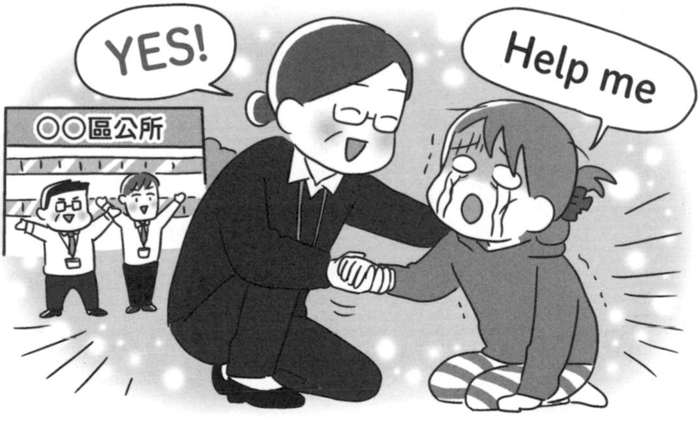

諮詢之後的下一步？

還有各種支援，例如與醫療機構連繫、代為照顧寶寶等等

▼綜合多種支援，尋求身心康復

在日本如果是與健康服務中心連繫，公共衛生護理師首先要確認的，就是憂鬱症的嚴重程度。若有自殺風險等危急狀態的話，會立刻轉介至精神科。除了與當地的精神科急診窗口聯絡，還會協助搜尋可以就診的醫院。

情況如果不是那麼緊迫，公共衛生護理師或許會先登門造訪，一邊掌握媽媽所遇到的困境，一邊尋找最佳的解決方法。若是判斷當事人需要接受醫師治療，也會協助尋找適合的醫院。此外，還會評估家人所能給予的支援，進一步提供育兒建議，或是介紹臨時托育等其他具體的服務。

當然，直接向醫院等機構發出求救訊號也可以。但是若能透過熟知當地資訊的公共衛生護理師，得到的支援應該會更加妥當。產後讓身心休息的方法並非只有一種。綜合多種支援，讓身心早日重拾健康吧。

產後憂鬱症的支援概念

家裡的人千萬不要把照顧寶寶這件事丟給媽媽，一定要給她一些時間休息。同理痛苦的感受也很重要。直接向醫院求救固然可行，但如果能夠先透過擔任橋梁角色的公共衛生護理師，得到的支援說不定會更加妥善恰當。

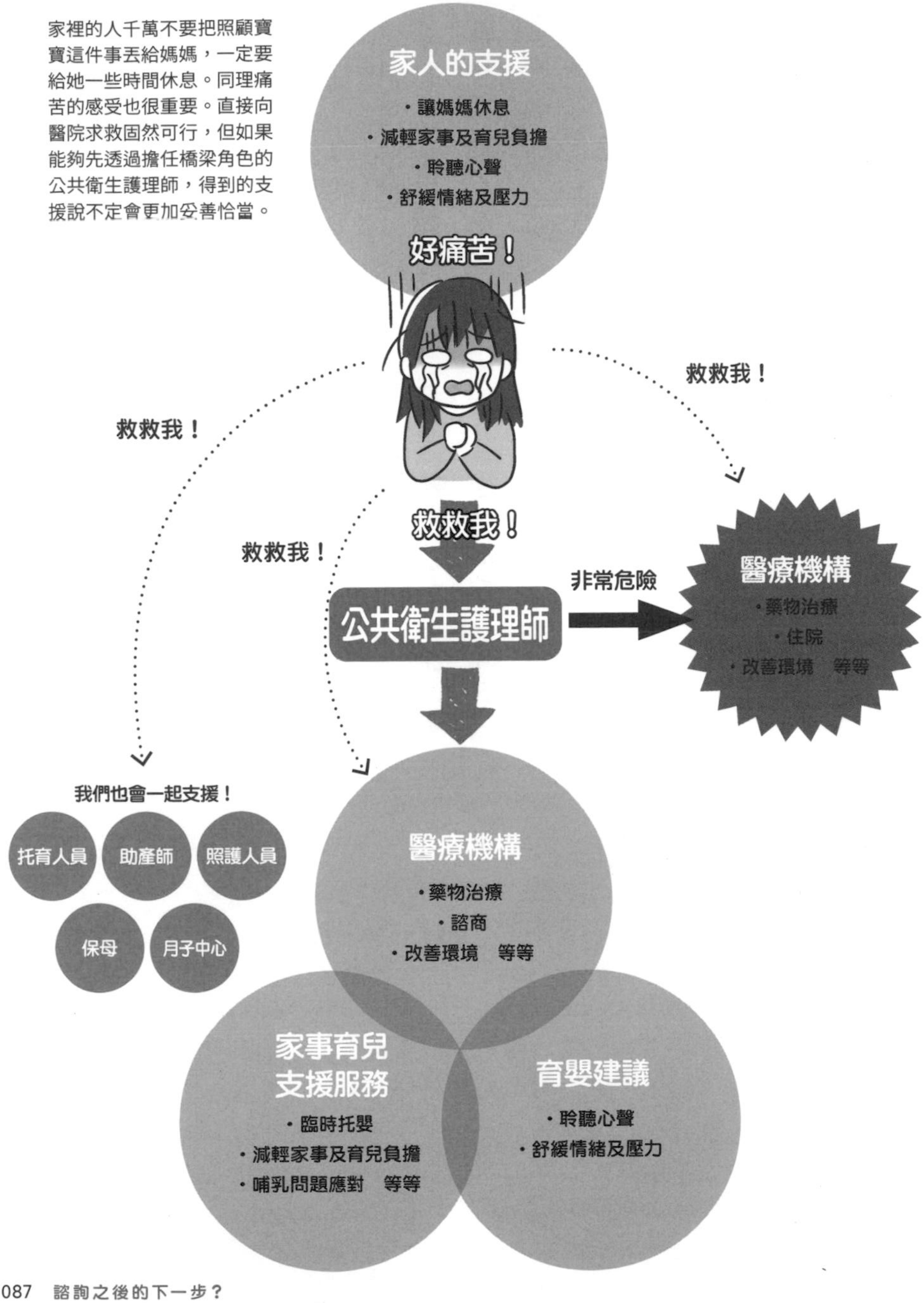
家人的支援
・讓媽媽休息
・減輕家事及育兒負擔
・聆聽心聲
・舒緩情緒及壓力
好痛苦！
救救我！
救救我！
救救我！
救救我！
公共衛生護理師
非常危險
醫療機構
・藥物治療
・住院
・改善環境　等等
我們也會一起支援！
托育人員
助產師
照護人員
保母
月子中心
醫療機構
・藥物治療
・諮商
・改善環境　等等
家事育兒支援服務
・臨時托嬰
・減輕家事及育兒負擔
・哺乳問題應對　等等
育嬰建議
・聆聽心聲
・舒緩情緒及壓力

透過飲食
改善「憂鬱」

缺鐵性貧血可能會引起產後憂鬱症

產後的媽媽三餐都吃什麼呢？雖然沒有必要強迫自己構思菜色，但若想順利分泌母乳，以及讓產後的身體及早恢復健康，充分攝取足夠的營養就至關重要。已經有不少研究證明產後憂鬱症與飲食有關，而**當中值得注意的營養素就是鐵**。曾經有研究指出，即使懷孕初期「※缺鐵但無貧血（Iron deficiency without anemia）」，在懷孕中期至產後1個月這段期間，憂鬱症狀還是有可能惡化。（※缺鐵但無貧血，意指血紅素〔Hemoglobin〕數值正常，但是貯存鐵的鐵蛋白〔Ferritin〕數值卻偏低的情況）

▼沒有攝取足夠的鐵！

負責將氧氣送到全身的是血紅素（紅血球），而其所需的材料是鐵。所以**鐵若是不夠，我們的身體會缺氧並出現精神不濟的**

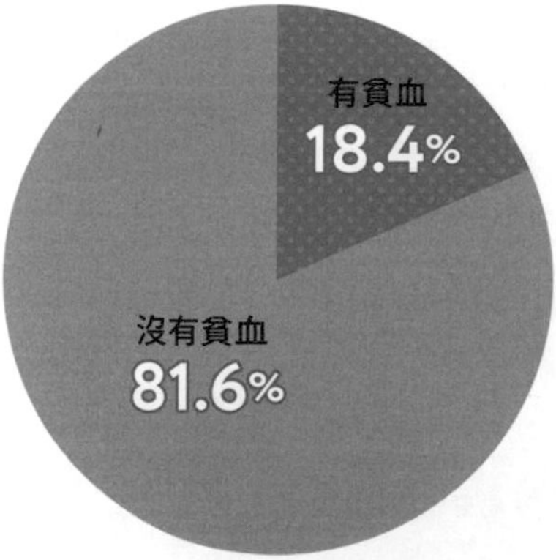

※一般社團法人Luvtelli調查

產後每5個人就有1人貧血！

一份產後媽媽貧血的調查顯示，在582名受訪人當中，約有20%的人曾經出現貧血症狀（血紅素數值低於12g/dL）。

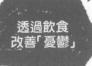

狀況。這就是缺鐵性貧血（Iron deficiency anemia）。而事實上產後的母親很容易出現貧血症狀。

產婦在分娩過程中原本就會流失大量血液，加上產後忙碌，常會忘記吃飯，或是隨便塞點東西果腹。有的人甚至因爲「急著恢復身材」而胡亂減肥。當這些情況交互影響而導致貧血時，精神會變得越來越差。如果又睡眠不足，整個人會變得越來越懶散，更沒有精神，於是陷入惡性循環之中。

正值哺乳期間的媽媽應該每天攝取9毫克的鐵，但是實際的攝取量卻只有6.5毫克*。曾經有份調查指出，**產後的媽媽每5位就有1位貧血。**據說連難以透過檢查發現的「潛在性缺鐵（Latent iron deficiency; LID）」也占了三分之一的比例**。

另一方面，有份調查結果顯示，**女性產後1週內若是貧血，輕度貧血的人得到產後憂鬱症的機率是1.61倍，而重度貧血的人得到的機率則會增加至將近2倍*****，可見鐵對於產後的心理健康影響甚大。

*厚生勞動省 國民健康・營養調查（2019年）

**一般社團法人Luvtelli調查

***國立成育醫療研究中心調查

▼瘦肉和魚類含有豐富且易吸收的鐵

懷孕期間非常容易貧血，因此有的醫師會為孕婦開立鐵劑處方。醫師若是在產後持續開立鐵劑，請確實服用，千萬不要擅自停止。

鐵是一種不容易被身體吸收的營養素。若要有效攝取鐵劑，料理三餐的時候勢必得好好下功夫。接下來為大家介紹幾個值得採取的補鐵措施。

- **選擇容易吸收的鐵**

吸收率比較高的主要是存於動物性蛋白質中的鐵。像是肝臟、瘦肉（例如牛腿肉）、紅肉魚（鰹魚、鮪魚）以及沙丁魚等，都可積極攝取。

- **搭配維他命C一起服用**

植物性食品中所含的鐵吸收率通常較低，必須搭配維他命C才會容易攝取。像是鐵質含量相對較多的大豆食品（納豆或油豆腐）、動物性蛋白質、葉菜類蔬菜（小松菜或菠菜）、豆類（毛豆或蠶豆）、海藻（羊栖菜）等，都可以搭配維他命C含量豐富的蔬菜或水果一起食用。

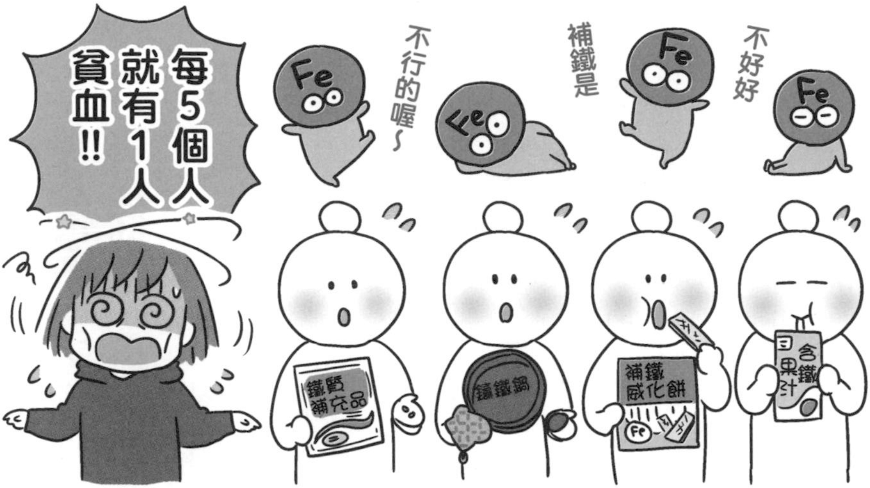
每5個人就有1人貧血!!
不行的喔～
補鐵是
不好好
Fe
鐵質補充品
鑄鐵鍋
補鐵威化餅
含鐵果汁

・食用補鐵食品

有些優格、餅乾及飲料會添加鐵（Fe）這個成分。所以平常可以多吃些這一類點心。

・使用鐵製烹飪器具

可以多使用鐵製的平底鍋、煎鍋、湯鍋以及電子鍋，或者在菜餚裡放顆鐵球一起烹煮。

・透過保健食品補鐵

透過保健食品來補鐵雖然不失爲一個好方法，但是過量攝取反而會引起便祕、嘔吐，甚至傷害到內臟，因此服用時一定要遵守每日建議的攝取量。另外，平常的飲食並不會發生過量攝取鐵質的情況。若想早日改善缺鐵狀態，最好還是請醫師開立處方，補充鐵劑。

透過飲食改善「憂鬱」

魚油中所含的DHA與EPA可以抑制腦部發炎，讓人遠離憂鬱

▼常吃魚的人比較不容易得到產後憂鬱症

一般認爲能有效降低產後憂鬱發病機率的營養素還有另外一種，那就是魚油中含量豐富的DHA和EPA。

曾經有份研究，比較了懷孕期間不常吃魚的人和經常吃魚的人陷入「憂鬱」的比例，結果顯示，常吃魚的人較不易出現憂鬱症狀*。

雖然希望產後的媽媽能多吃點魚，但有的人卻不擅長烹調魚類。其實攝取

產後6個月容易陷入憂鬱的程度

或許是吃魚的人普遍擁有較高的健康意識，與懷孕期間不常吃魚（每日5.2g）的人相比，魚肉的攝取量超過於此的群體通常比較不容易陷入憂鬱之中。

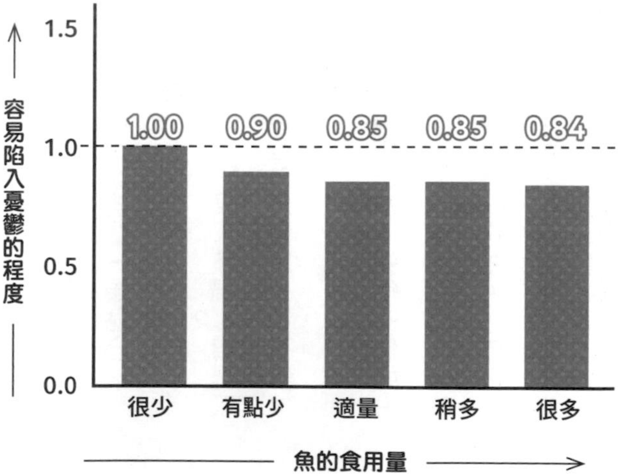

※引用自：生態與兒童調查（Eco & Child Study） 富山單位調查中心*
《生態與兒童調查的發現》2019年9月。
修改部分圖表

DHA和EPA**最有效的方法，是食用完全不需烹煮的生魚片。**不過除此之外，還有其他攝取魚類的方式。例如：

・選擇青背魚

魚類所含有的DHA和EPA通常因種類不同而有所差異，而青背魚的含量豐富，因此要多多攝取青花魚、沙丁魚、竹莢魚還有秋刀魚。

・燒烤與滷煮勝過油炸

DHA和EPA的含量也會因烹調方式不同而有所改變。採用燒烤或滷煮，DHA和EPA大約能留下8成；但如果下鍋油炸的話，就會只剩下一半。因此在烹調時可以花點巧思，以包烤或煮湯等方式料理，盡量避免讓DHA和EPA流失太多。

・善用罐頭

青花魚罐頭、沙丁魚罐頭和鮪魚罐頭都是將整條魚加熱填罐製成，因此保留了豐富的魚油，使用上也很方便，可以試著添加在各種菜色上。

透過飲食
改善「憂鬱」

重要的是盡量多吃好食物，同時也要少吃壞食物

▼即使不完美，也要努力在每一天吃得更健康

有助於預防及改善產後憂鬱症的營養素及食物還有很多。例如：維他命D、鎂、海藻、雜穀、雞蛋、堅果、蕈菇……各位有沒有發現，知道的越多，就越難選擇，不知道到底該吃什麼好。

然而實際情況是，營養均衡的完美飲食通常難以長期維持，因爲人總是難免會想要吃些「垃圾食物」，是吧？關鍵在於提升日常飲食的內容。**要多吃好食物，少吃壞食物。**但是如

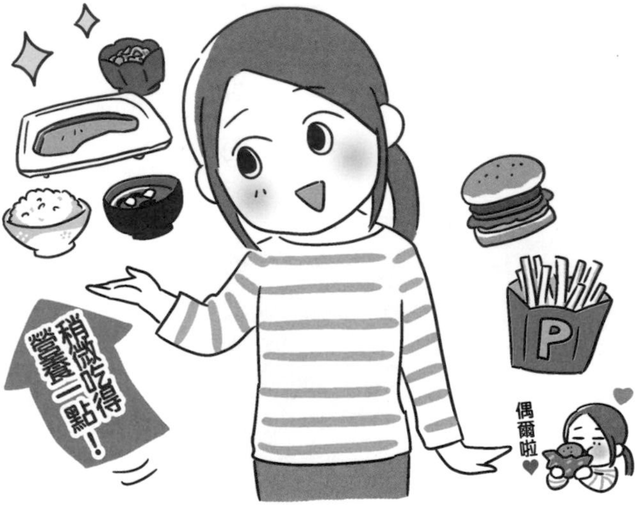
稍微吃得營養一點！
P
偶爾啦

果把自己逼得太緊又會很痛苦，因此要選擇一個可行性高的方法，並且培養提升飲食品質的觀念。

▼透過小小的飲食巧思，舒緩心理負擔

①重新評估碳水化合物的攝取方法

碳水化合物（醣類＋膳食纖維）可以提供能量，整頓腸道環境，扮演著極爲重要的角色，因此產後這段重要時期不應該進行低醣飲食。但不可否認的，太過依賴碳水化合物來補充能量非常容易造成營養失衡。所以我們在食用碳水化合物的時候，最好盡量搭配各種不同的食材，並選擇未經精製的食物。

〈例如這樣的巧思！〉

- 偶爾將白麵包換成全麥麵包，將白米換成胚芽米
- 早餐的麵包改成加有堅果和果乾的麥片
- 將白砂糖換爲甜菜糖或蔗糖
- 在烏龍麵和蕎麥麵之間選擇蕎麥麵。可以的話，盡量選擇8成蕎麥而不是5成蕎麥
- 將蔬菜、蕈菇、肉類等配料豐富的雜炊飯分成小份後冷凍保存

②再多花點心思

加一點燕麥（燕麥片）在湯裡，讓口感更加滑順。優格的話，可以加些芝麻、堅果或黃豆粉當配料。**只要稍微添些食材，就能慢慢補充營養。**

③善用奶粉或配方奶

育兒專用的奶粉裡通常會添加寶寶成長所需要的營養素。雖然**一般牛奶中的鐵含量並不多，但奶粉或是配方奶卻含有較爲豐富的鐵質。**因此在烹調奶焗燉菜、焗烤以及法式吐司等需要用到牛奶的料理時，不妨試著添加一些這類產品。市面上也有成人專用的奶粉，大家可以善加利用。

④盡量少吃不好的食物

紐約州立大學賓漢頓分校曾經針對飲食習慣與精神健康進行了一項調查。結果發現速食、帶有咖啡因的食物以及容易讓血糖上升的飲食對幸福感有不良的影響。當然，這並不代表吃這些東西就會導致憂鬱，不過平常還是要盡量少吃。這份調查報告也指出**吃了這些食物之後若能稍微活動一下筋骨，精神上的痛苦就能減輕一些。**

〈情緒低落時要避免的食物〉

- **反式脂肪**＊／油脂的一種，常見於添加乳瑪琳或起酥油的麵包、糕點、油炸物及杯麵等食

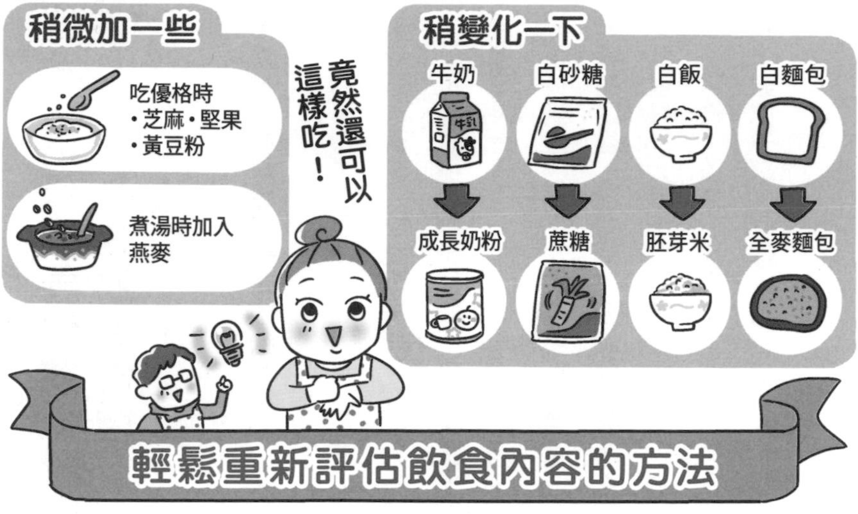
稍微加一些
吃優格時
•芝麻•堅果
•黃豆粉
煮湯時加入
燕麥
竟然還可以
這樣吃！
稍變化一下
牛奶
白砂糖
白飯
白麵包
成長奶粉
蔗糖
胚芽米
全麥麵包
輕鬆重新評估飲食內容的方法

品中。

• **砂糖**／甜食有助於轉換心情，所以不是完全不能攝取。但這類食物有時會導致血糖不穩，進而影響心理狀態，因此攝取時記得要適量。

• **咖啡因***／四分之一的日本人擁有一種基因——只要一攝取咖啡因，30分鐘後就會感到焦慮。

• **酒精***／有可能會導致「幸福荷爾蒙」，也就是血清素在人體內的濃度下降，讓憂鬱症狀惡化。

*有報告指出，懷孕期間最好避免攝取咖啡因和酒精，因爲這些成分可能對胎兒的發育造成不良影響。哺乳期間也要謹慎，以免這些成分透過母乳傳遞給寶寶。另外也有報告指出，反式脂肪對胎兒的發育會有不良影響，而日常生活中有許多食品都含有這種成分。一般來說，飲食生活若是正常，對於健康的影響就不大。但若偏食，就會攝取過多的反式脂肪，可見保持均衡飲食對媽媽及寶寶來說都很重要

常備改善情緒低落的食物，安心感就會倍增

▼常備一些可以輕鬆吃下的食物吧

若是得了產後憂鬱症，煮飯也會變成一件麻煩事。明明知道不吃不行，卻沒有力氣站在廚房裡，很多人因此選擇速食或杯麵隨便解決，是不是呢？

不管是可以稍微解饞的食品，還是簡單燒烤或熱炒即能入口的食物，人不舒服的時候，家裡如果有這些，將大有助益，因爲只要有東西可以吃，感覺就會比較安心。左頁列出的是提供外送服務的UBER EATS與食品研究的首要專家約瑟夫・尤瑟夫（Jozef Youssef）合作發表的內容。這些都是公認能有效改善情緒低落的食物。有的可以直接食用，有的只要簡單烹調就好，大家不妨參考看看。

當然，這並不代表一定要吃這些食物，總之，就是準備一些自己喜歡的、方便處理的食材，如此一來，心理負擔也會少一點喔。

常備會更方便

讓人感覺幸福的食材 TOP 10

可以稍微解饞

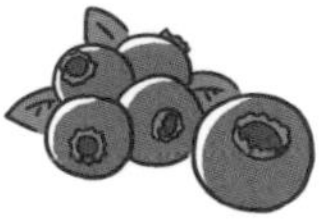

藍莓

含有豐富的黃酮類和類胡蘿蔔素等等的抗氧化物質，可以讓人遠離壓力。

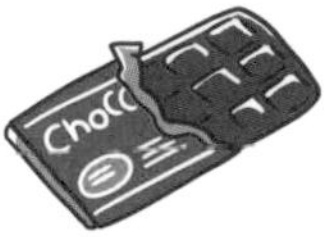

巧克力

含有豐富的抗氧化物質，還可以攝取到鐵和鎂。推薦可可含量高的產品。

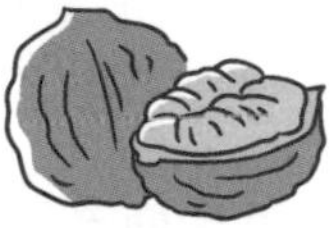

核桃

含量豐富的α-亞麻酸進入體內後，有一部分會轉化爲DHA和EPA。

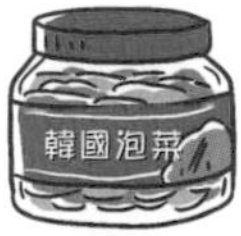

韓國泡菜

可以整頓腸道的發酵食品，富含乳酸菌。亦可當作下飯的配菜。

當作輕食或點心

香蕉

含有色胺酸，也就是製造幸福荷爾蒙——血清素的原料，同時也有助於整頓腸道。

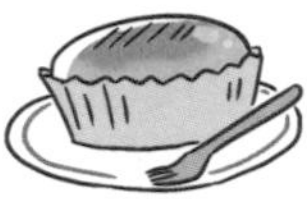

地瓜

含有用來製造血清素的原料，所含的碳水化合物有助於腦部吸收色胺酸。

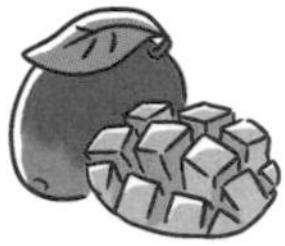

芒果

甜蜜的果香味會帶來幸福感。含有豐富的維他命和抗氧化物質。

如果能下廚的話

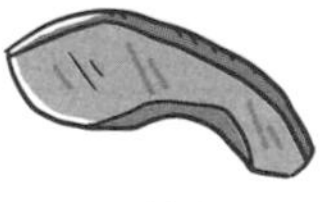

鮭魚

可以同時攝取有助於穩定情緒的DHA、EPA和維他命D。

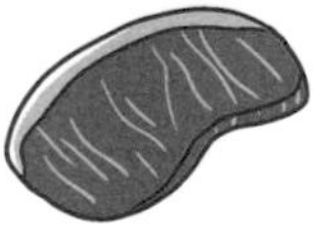

瘦肉

豬肉與牛肉含有豐富的色胺酸及鐵。只要煎熟，即可上桌。

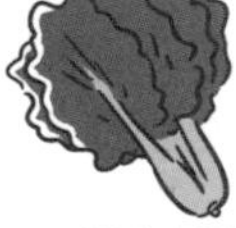

羽衣甘藍

用來製作青汁、有益健康的超級食物。抗氧化物質相當豐富，可做成沙拉食用。

Column 2

補充保健食品時的注意事項

保健食品要如何食用才能有效預防及改善產後憂鬱症呢？除了鐵、DHA和EPA之外，還有一些與產後憂鬱症有關的營養成分也值得關注喔。

維他命D／據說與人體神經傳導物質中的血清素分泌有所關聯。

鎂／人稱礦物質之王，別名天然精神穩定劑。

葉酸／懷孕期間頗受關注的營養素。對於產後的神經系統好處多多。

攝取這些營養素固然不是壞事，但是保健食品畢竟只是用來補充不足，並不是主要的治療手段。若是過量攝取，反而會影響健康。因此務必遵守建議的劑量，攝取之前最好先徵詢醫師的意見。

第 3 章

借助專家的力量吧！

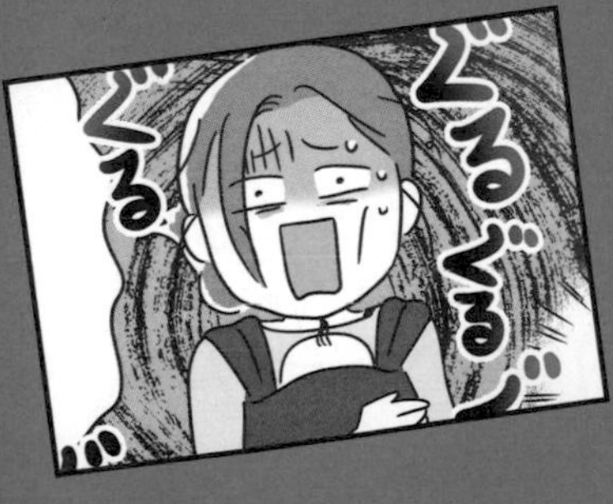

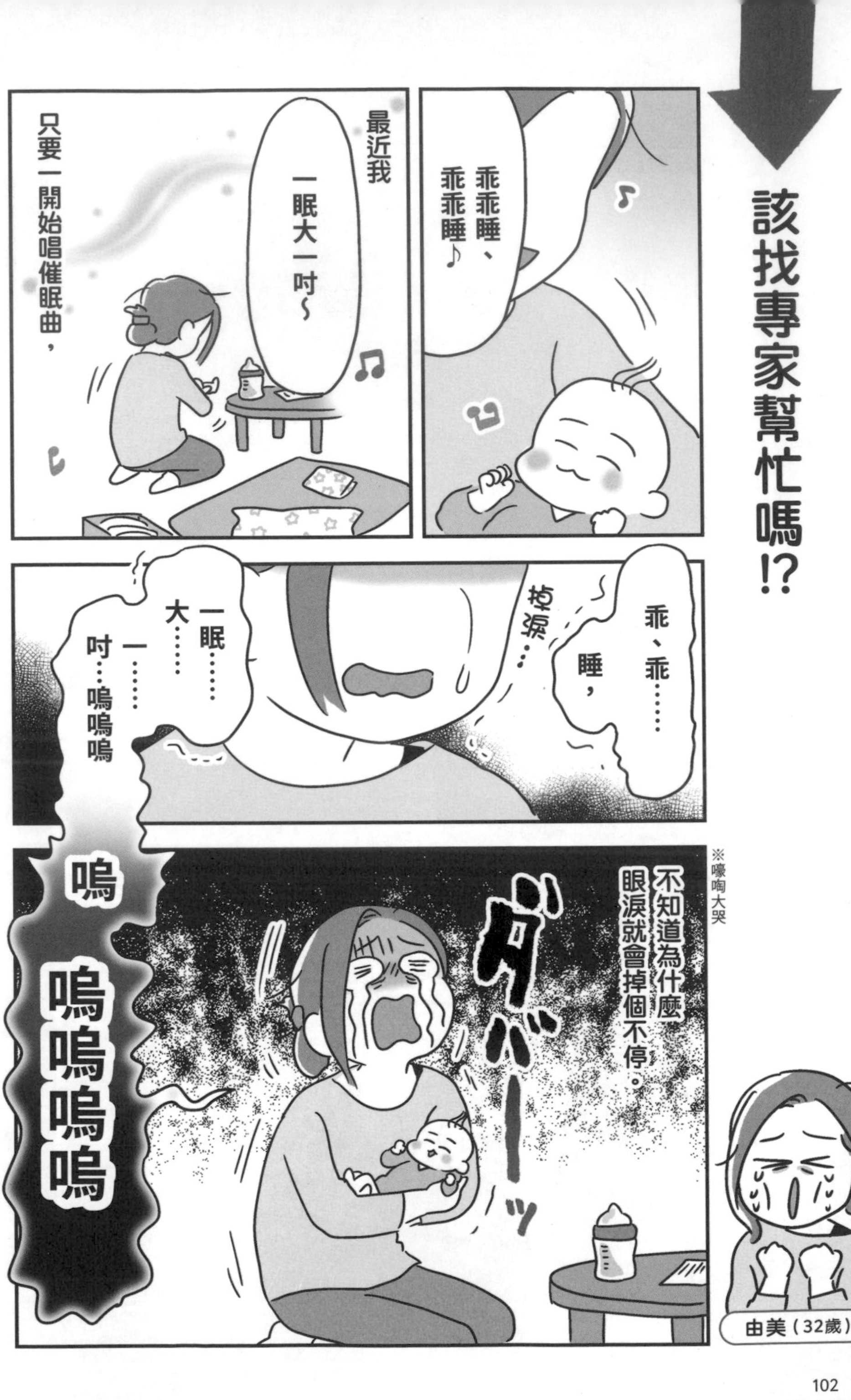
該找專家幫忙嗎!?
乖乖睡、乖乖睡♪
最近我
一眠大一吋~
只要一開始唱催眠曲，
乖、乖……睡，
掉淚…
一眠……大……一……吋…嗚嗚嗚
※嚎啕大哭
不知道為什麼眼淚就會掉個不停。
ダバーッ
嗚
嗚嗚嗚嗚
由美（32歲）

※〇〇區消息

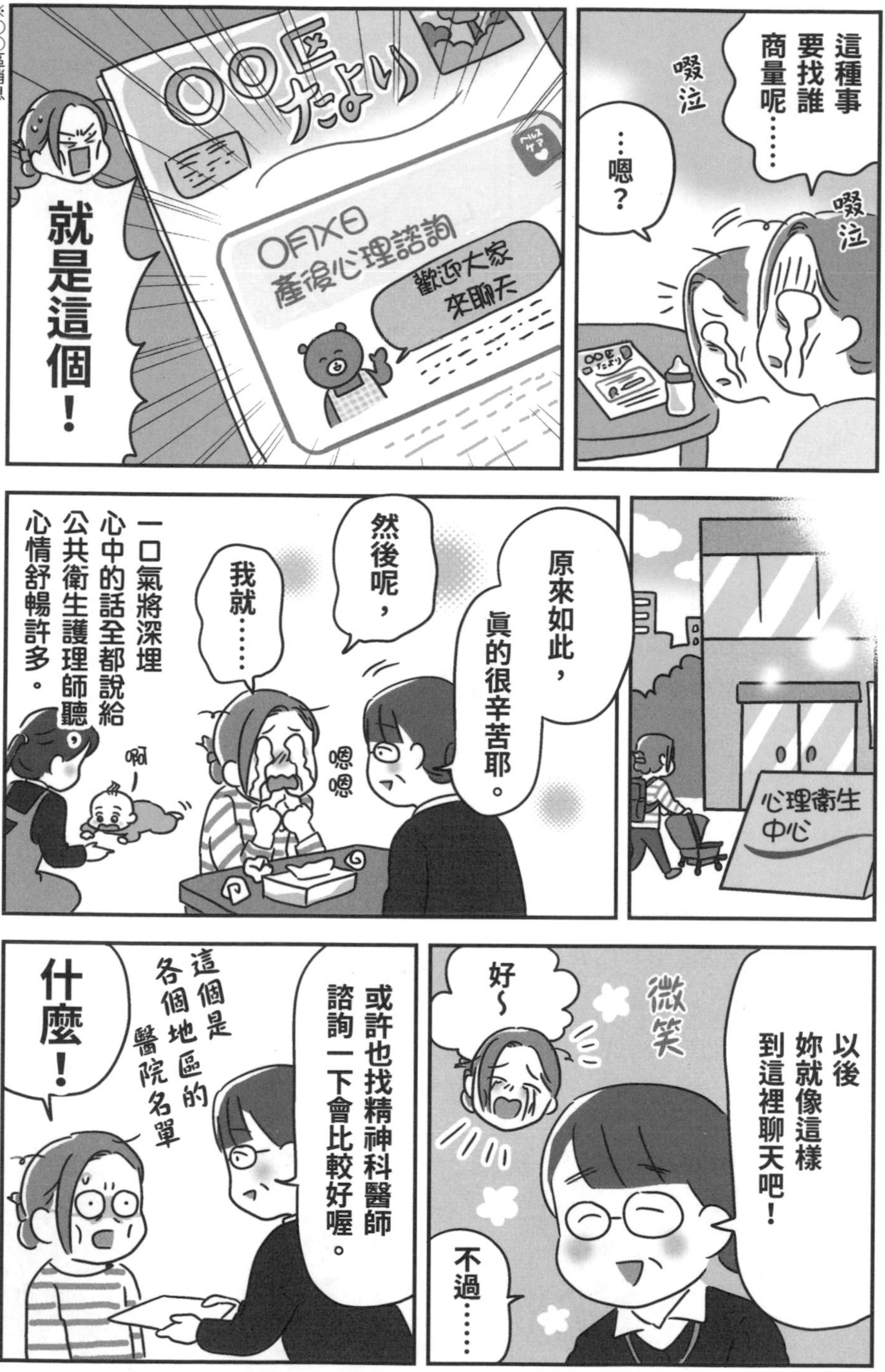
這種事要找誰商量呢……
啜泣
…嗯？
啜泣
〇〇区たより
〇月×日
產後心理諮詢
歡迎大家來聊天
就是這個！
心理衛生中心
原來如此，真的很辛苦耶。
嗯嗯
然後呢，
我就……
啊—
一口氣將深埋心中的話全都說給公共衛生護理師聽心情舒暢許多。
以後妳就像這樣到這裡聊天吧！
微笑
好～
不過……
或許也找精神科醫師諮詢一下會比較好喔。
這個是各個地區的醫院名單
什麼！

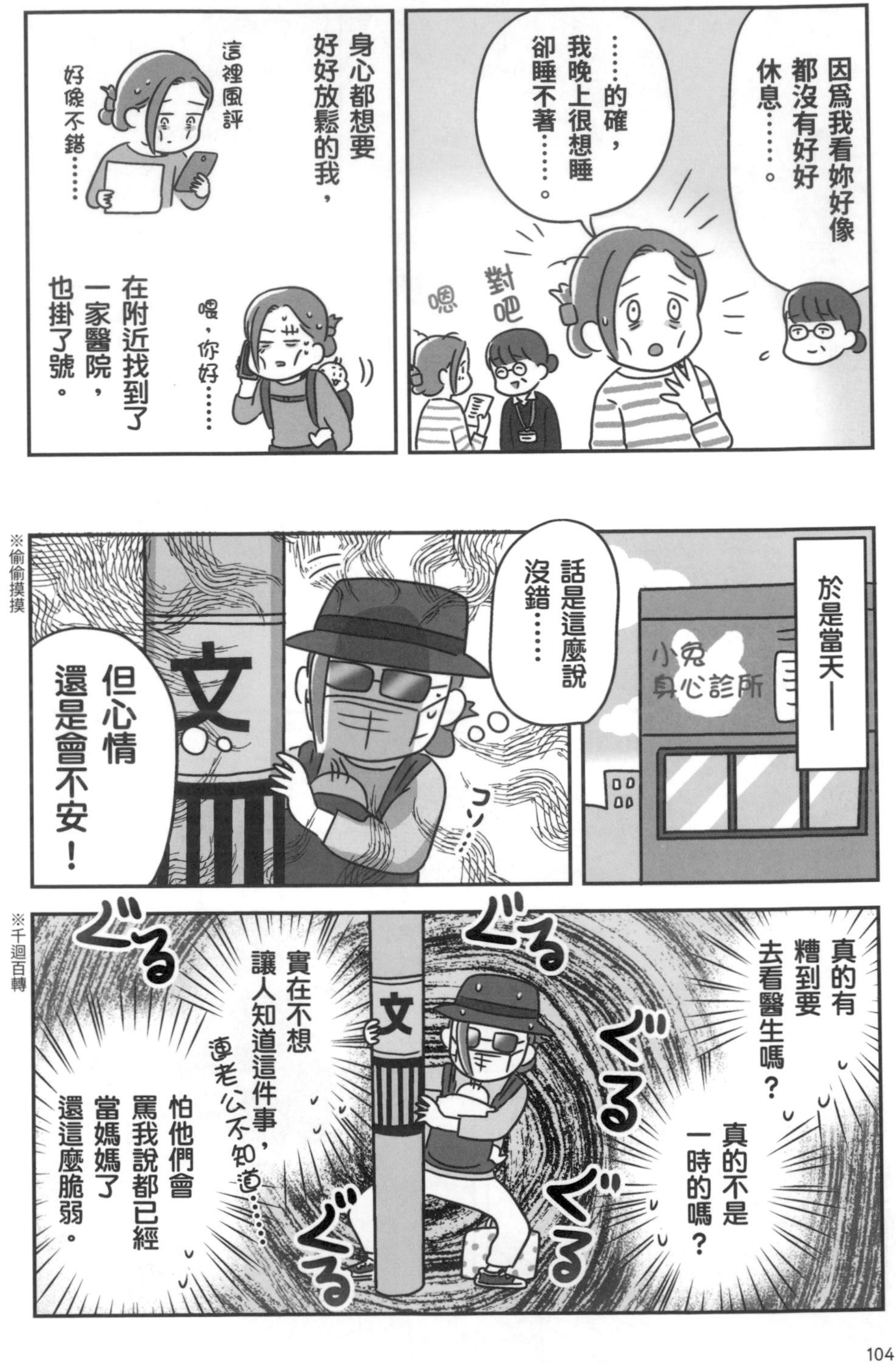
因爲我看妳好像都沒有好好休息……。
……的確，我晚上很想睡卻睡不著……。
對吧
嗯
身心都想要好好放鬆的我，
這裡風評好像不錯……
喂，你好……
在附近找到了一家醫院，也掛了號。
於是當天——
小兔身心診所
話是這麼說沒錯……
但心情還是會不安！
※偷偷摸摸
真的有糟到要去看醫生嗎？
真的不是一時的嗎？
實在不想讓人知道這件事，
連老公不知道……
怕他們會罵我說都已經當媽媽了還這麼脆弱。
ぐる
ぐる
ぐる
ぐる
ぐる
※千迴百轉

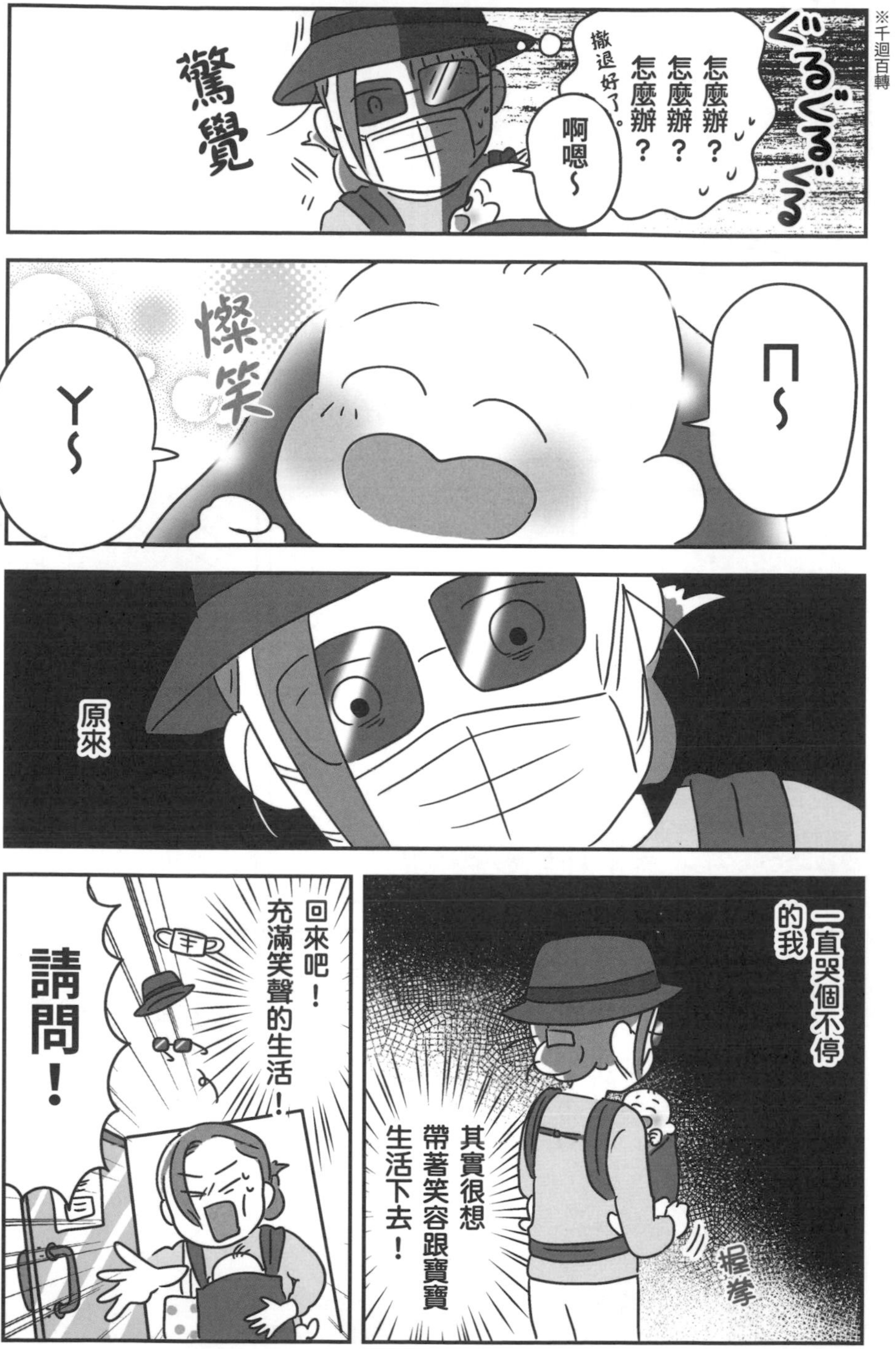

※千迴百轉
ぐるぐるぐる
怎麼辦？怎麼辦？怎麼辦？撤退好了。
啊嗯～
驚覺
ㄇ～
燦笑
ㄚ～
原來
一直哭個不停的我
其實很想帶著笑容跟寶寶生活下去！
握拳
回來吧！充滿笑聲的生活！
請問！

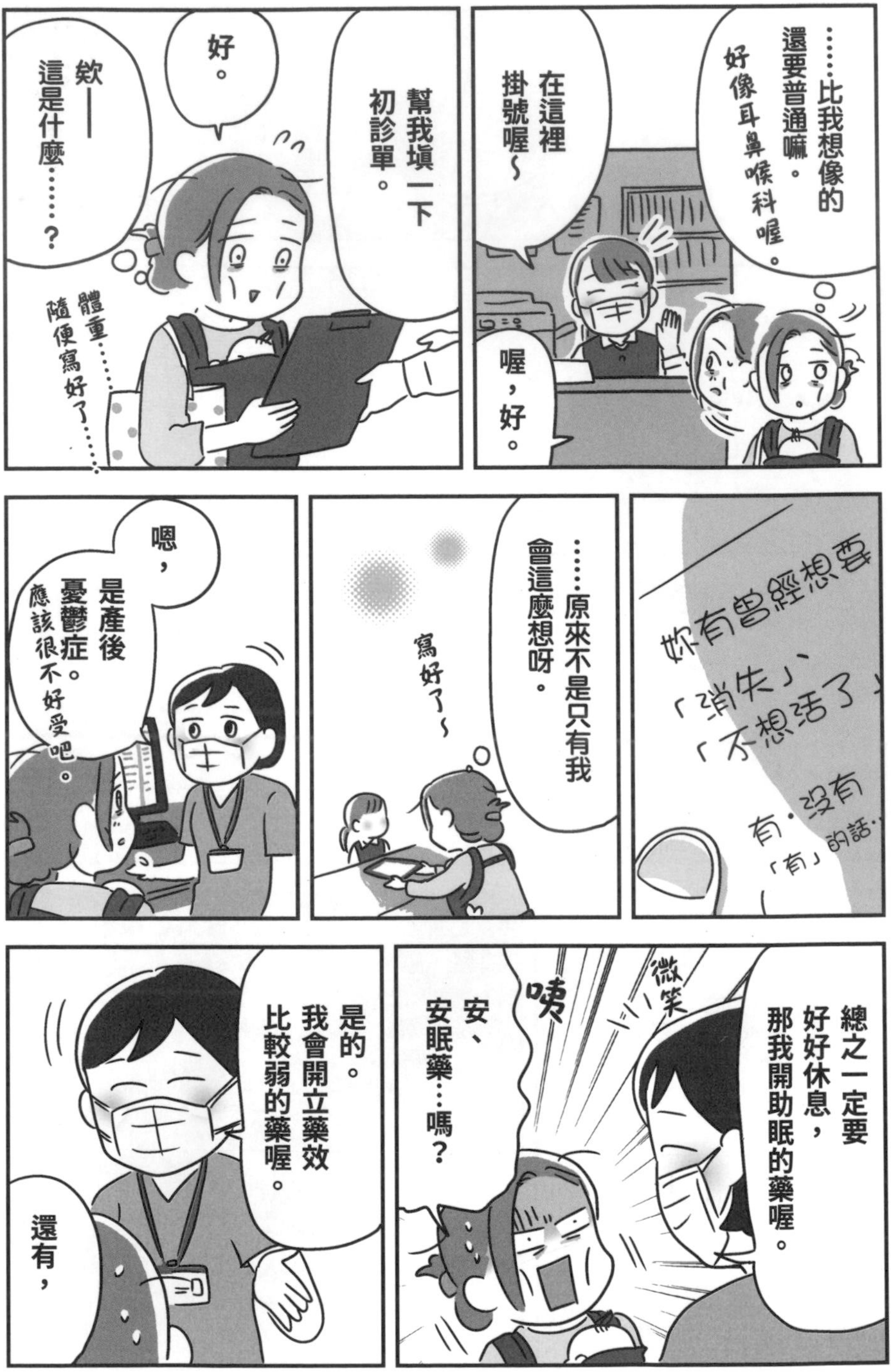
……比我想像的還要普通嘛。
好像耳鼻喉科喔。
在這裡掛號喔~
喔，好。
幫我填一下初診單。
好。
欸——這是什麼……？
體重……隨便寫好了……
妳有曾經想要「消失」、「不想活了」
有・沒有
「有」的話…
……原來不是只有我會這麼想呀。
寫好了~
嗯，是產後憂鬱症。
應該很不好受吧。
總之一定要好好休息，那我開助眠的藥喔。
微笑
咦
安、安眠藥…嗎？
是的。我會開立藥效比較弱的藥喔。
還有，

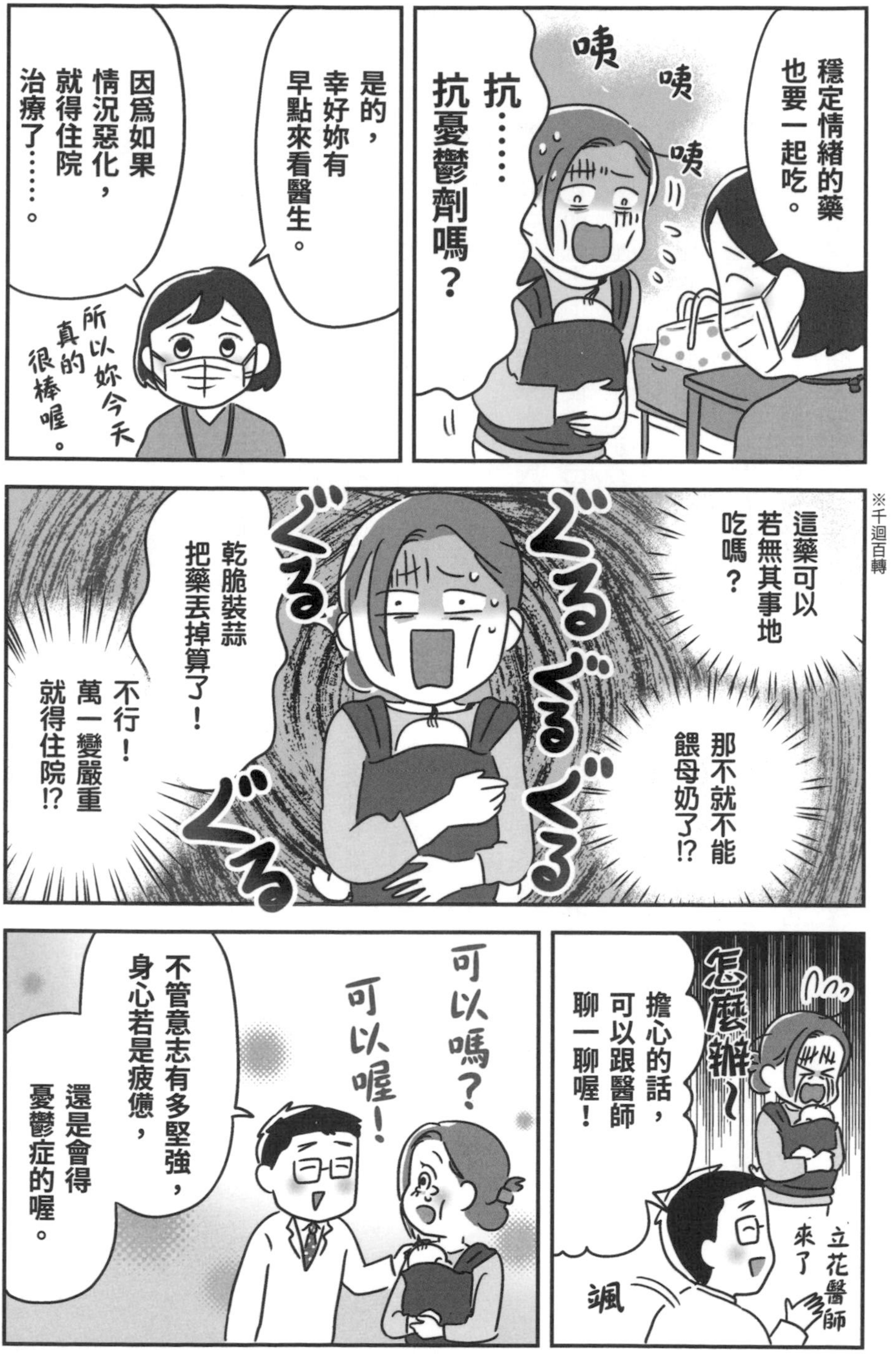

穩定情緒的藥也要一起吃。
咦 咦 咦
抗……抗憂鬱劑嗎？
是的，幸好妳有早點來看醫生。
因爲如果情況惡化，就得住院治療了……。
所以妳今天真的很棒喔。
這藥可以若無其事地吃嗎？
※千迴百轉
ぐるぐるぐるぐる
ぐるぐるぐる
那不就不能餵母奶了!?
乾脆裝蒜把藥丟掉算了！
不行！萬一變嚴重就得住院!?
怎麼辦～
擔心的話，可以跟醫師聊一聊喔！
立花醫師來了
颯
可以嗎？
可以喔！
不管意志有多堅強，身心若是疲憊，還是會得憂鬱症的喔。

為了心肝寶貝好好接受治療

產後憂鬱症的治療方法是什麼？

首先會建議好好休息。之後我們會仔細傾聽大家的心聲，一起思考如何改善日常生活，好讓媽媽有更多的時間喘口氣。必要的時候會開立處方，情況若是特別嚴重，則會建議住院治療。

不過大家對於住院治療似乎有點排斥。

站在媽媽的立場來看，應該是不想與心肝寶貝分開，很多人因此抗拒，就連旁人也是如此……。即便情況已經嚴重到危及性命了，但無論再怎麼建議，還是會遇到全家人強烈反對住院治療，而且這種情況非常普遍。

遇到這種情況該怎麼辦？

當然就是盡量說服呀。但有時候對方還是聽不進去，不願接受這樣的安排。在這種情況下，只能告訴對方如何向外求救，並且將緊急應對措施告知當事人、其家人以及醫院。畢竟結束生命的念頭若是變得強烈，就有可能走上絕路。

就算家人隨時注意也防不了嗎？

或許有些人會說「我24小時都一直盯著她耶」。但是我們不可能全天緊跟在別人身旁，而且確實也有人在這種情況下仍趁大家不注意的時候結束生命。當然，醫院也沒有辦法24小時監控，但至少安全系統會比一般家庭還要完善。

必須接受檢查或住院時，周圍的人一定要冷靜做出正確判斷，這點很重要。

有些人擔心若把母嬰拆散，會對寶寶產生不良影響。

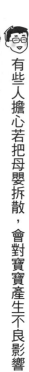

這應該是怕寶寶在成長過程中過度渴望母愛的話，對將來會有影響吧。

不是這樣喔。如果病情嚴重到需要住院時，反而更需要盡快就診，及早住院，這樣才能早日康復。媽媽住院期間只要有人滿懷關愛地照顧寶寶，就不會有問題。

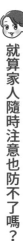

周圍的人也要支持並鼓勵媽媽「早日康復，趕快回來」。

對寶寶來說，媽媽能早點康復也是一件好事。所以一定盡快重拾健康，讓寶寶看見媽媽神采奕奕的笑容。

治療的第一步

因為產後憂鬱症去看醫生不是「丟臉」的事！

產後因爲情緒低落而去看醫生這種事，似乎不在許多人的考慮範圍內。就算累到完全睡不著、不覺得寶寶可愛，大多數的人還是會裝糊塗，努力熬過一天。

▼不管是癌症還是憂鬱症，早期治療最有效

診斷憂鬱症是精神科的領域。雖說**得到產後憂鬱症的機率超過10%，但是上精神科接受治療的人卻非常少。**

這或許是因爲大家對於「精神科」這個名稱有點排斥的關係吧。畢竟人們都認爲「我的腦子又沒有問題，去看精神科豈不是很沒有面子又丟臉」。不僅當事人的觀念如此，其家人對精神科也有這樣的印象。

如果你懷疑自己可能得了癌症，應該會立刻去醫院吧？只要早發現早治療，就能提高康復的機率。而身爲家人，一定也會希望你的身體趕快好轉，根本不可能認爲這是一件尷尬又丟臉的事。

產後憂鬱症也是一樣。心靈受創的時候去精神科就診並非什麼丟臉的事。生病不代表是情感纖細脆弱，也不是任性撒嬌。當醫師的人都會希望患者**「在病情變得嚴重之前就接受診斷」**，畢竟這是一個只要及早發現並且接受治療，就會早日復原、重拾活力的病。

▼不要全盤否定「討厭」的心情

如果連續3天都沒辦法好好睡覺，無論是誰都會陷入憂鬱，這種情況根本不足爲奇。即使當事人「討厭去看精神科」，周圍的人也不要隨便反駁，要先試著體諒不願就醫的心情，並且與對方好好聊聊爲何討厭看精神科，以及現在能做些什麼。在傾聽他們訴說痛苦感受的同時，引導對方去「找專家諮詢」。**雖然有些難度，卻是引導他們就診治療**的第一步。

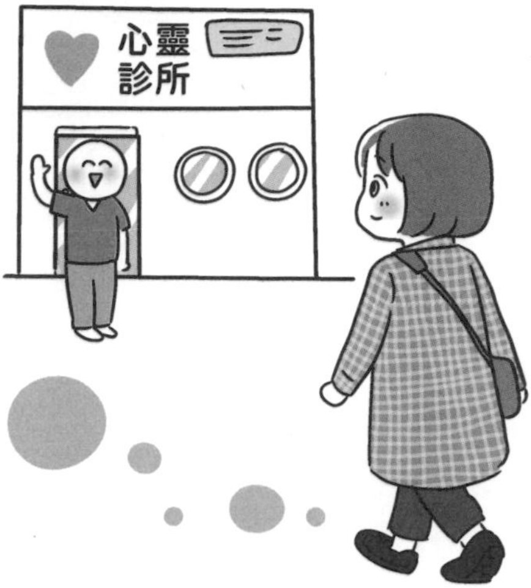

治療的第一步

精神科、身心科與心理諮商做的事有何不同？

▼身心科與身心診所亦可視為「精神科」

一旦需要就診，令人煩惱的問題就是「要去哪裡看」。有精神科、身心科、身心診所、心理諮商，到底要選哪一個呢？

就診**首選通常是精神科或身心科**。嚴格來講，精神科與身心科算是不同科別，但在大多數的情況之下，治療內容是相同的。採用身心科這個名稱，可以減輕「精神科」這個詞所帶來的沉重氣氛，讓人比較不會產生排斥感。而身心診所與心靈診所也是一樣，算是精神科的其他說法。

另一方面，心理諮商並非醫療機構。與諮商心理師互動雖然有助於整理思緒，但治療憂鬱症有時還是需要借助藥物等手段。因此，**若得到產後憂鬱症，會建議前往醫療機構就診，而不是去心理諮商。**若有需要，醫師也會視情況提供諮商。

該去哪裡？有何不同？

〔精神科〕

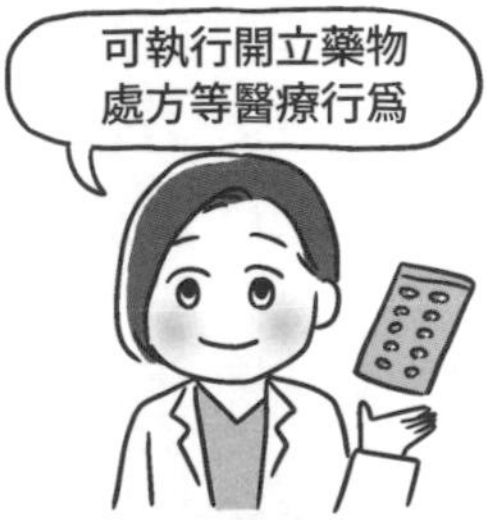
可執行開立藥物
處方等醫療行爲

許多心理諮詢診所會以「心靈診所」或「心理診所」爲名。除了產後憂鬱症，也治療恐慌症、適應障礙、潔癖症、發展障礙以及統合失調症等等精神疾病。

〔身心科〕

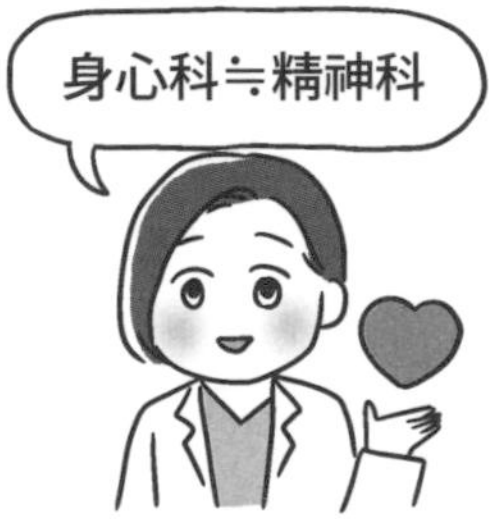
身心科≒精神科

嚴格來說，身心科主要的看診內容是導致身體欠佳（內科）的心理不適，因此憂鬱症不在其診斷範圍內。但實質定義的身心科並不多，而且這類診所的醫師大多爲精神科出身，因此看診內容其實也包含了各種精神科疾病。

〔心理諮商〕

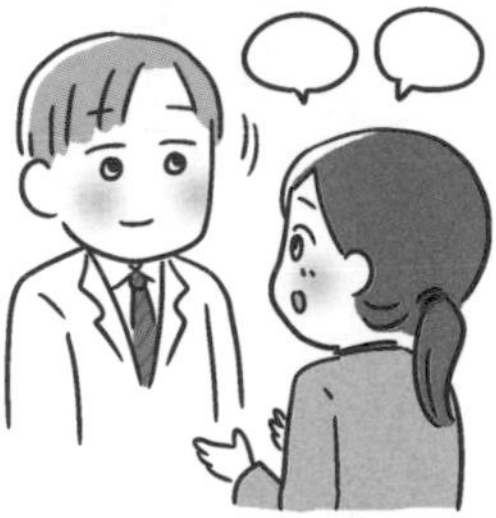

採取的是心理療法而不是醫療行爲。如果是因爲夫妻問題而導致的心理困擾，心理諮詢能提供些許幫助。但如果是荷爾蒙失調或疲勞引起的心理不適，諮商可能不適用。

▼與公共衛生護理師商量比較容易獲得當地醫院的資訊

那麼綜合醫院、大學附屬醫院以及私人診所的情況又是如何呢？設有婦產科的綜合醫院有時會將心理不適的病患轉介給精神科，因此較有機會遇到熟悉產後憂鬱患者的精神科醫師。另一方面，私人診所則是比較容易突顯出醫師擅長或不擅長的領域。

其實每位醫師的看診風格各有不同，合不合得來也是一個問題。**就診之後若是覺得不合適，換家醫院也無妨。**而與熟悉當地資訊的公共衛生護理師商量也不失爲一個好方法。

治療內容有哪些？

尋求能夠減輕痛苦、負擔的建議以及藥物處方等相關諮詢

精神科診所會進行什麼樣的治療呢？主要的基本治療有4大項。

▼①先好好傾聽病患痛苦的感受及當前遇到的問題

產後憂鬱症的患者在踏進醫院之前，往往都壓抑著內心痛苦的情緒，因此醫師會先好好傾聽他們的感受。此外，人們在日常生活中經常面臨各種困難，所以也會與他們一起思考如何讓自己過得更輕鬆。有時只要與人聊聊，心情就會輕鬆許多。

▼②提議減輕負擔的方法及建議日常生活的方式

情緒低落時一定要休息，這點非常重要。而在這種情況之下，勢必要盡量減輕當事人的負擔，同時提供一些有助於心靈康復的生活建議。

▼③根據情況開立處方藥物

抑鬱症狀若是已經嚴重到會影響當事人或家人的日常生活，醫師通常就會開立抗憂鬱劑。此外，憂鬱症常常會伴隨失眠，而良好的睡眠對恢復心理健康非常重要，所以有時醫師也會開立安眠藥以幫助病患入眠。不僅如此，醫師還會根據症狀開立其他藥物，例如爲強烈感到不安的人開立抗焦慮劑（懷孕和哺乳期間可以安全服用的藥物）。

▼④與地區的健康服務中心攜手合作，提供支援

對患有憂鬱症的人來說，醫療所能提供的幫助其實非常有限。日本的育兒支援等地方上的社會援助大多是由健康服務中心負責。但如果就診的醫療機構內有協力團體的工作人員進駐，通常會斟酌情況，與健康服務中心攜手爲媽媽及其家人提供支援。另一方面，有些醫療機構較難提供這樣的合作模式，在這種情況之下，當事人或家人不妨考慮向健康服務中心的公共衛生護理師諮詢。

對服用藥物有疑慮

哺乳期間也可以服用藥物。若有疑慮，在諮詢時就問清楚吧

▼醫師會以抗憂鬱劑為主，同時開立安眠藥與抗精神病劑輔助

接受診療時，醫師通常會開立處方，並且根據症狀及狀況開出各種藥物，其中最常見的藥物有3種。

①抗憂鬱劑

這是治療的基本藥物。能對腦部的神經傳導物質發揮作用，並促進緩解症狀的荷爾蒙（如血清素）分泌。

雖然取名為「抗憂鬱劑」，但並**不代表服用之後心情就會豁然舒暢、活力充沛。**不少人服藥之後儘管還是懶洋洋的，但似乎都感覺到精神好轉許多。然而，就算病情有些起色，也要繼續服用藥物一段期間，這樣病情才會穩定下來。

②助眠藥、安眠藥

這是開給難以入睡以及淺眠患者的處方用藥。憂鬱症與睡眠障礙通常會有所關聯，因此是醫師經常會開立的藥物。這2種藥物的種類繁多，效用從溫和到十分強烈都有。醫師開立時會考慮藥品的種類和劑量，以免患者「雖然吃了藥還是睡不著」，或者「睡著了但隔天卻昏昏沉沉」。

有些人擔心吃安眠藥會上癮，吃了之後沒有它們就會睡不著，但這樣子的狀況是很久以前的事了。**目前市面上的這類助眠或安眠藥物都非常安全，**大家可以安心服用，以確保良好充足的睡眠。

③抗精神病劑

這種藥物能緩解神經煩躁、抑制情緒波動，並增強抗憂鬱劑的功效。有些求診的患者會同時出現產後憂鬱以及產後興奮感（第50頁）。要是遇上這種情況的話，醫師通常會開立這類藥物。

除了以上這些之外，醫師有時也會開立抗焦慮劑和鎮定劑。無論何種藥物，都要遵循醫囑，正確服用。

▼即使症狀好轉，也要持續服藥一段時間

以鎮痛劑爲例，服用之後疼痛會立刻消失。但是抗憂鬱症的藥物並不是服用之後症狀就會立刻不見。

至於藥效，因人而異，**一般需要2至3週（有時甚至會超過1個月）才會見效。**不過有件事希望大家先了解——這類藥物通常必須連續服用一段期間，有問題一定要詢問主治醫師，千萬不要擅自停藥。

感覺自己的情緒被藥物控制或許不是一件非常愉快的事，但還是希望大家能繼續服藥，以免病情復發。只要失調的女性荷爾蒙恢復正常，產後憂鬱症就有可能改善，因此**服藥時間也有機會比一般的憂鬱症短。**

這些藥物如果無法在體內維持一定濃度的話，效果就不易顯現，所以必須依指示定時服藥。希望各位牢記在心，別忘記吃藥喔。

▼有疑慮請務必向醫師商量，切勿自己隨便判斷

不過，有些藥物可能會引起嘔吐和腹瀉等副作用，有些人甚至因爲體質的關係，副作用更爲嚴重。

然而，患有產後憂鬱症的人擔心的事更多，例如服藥期間是否可以繼續餵寶寶喝母乳、藥效會不會對寶寶產生影響。而**醫師通常會開立可以安全服用的藥物給正在哺乳的媽媽，**但有時還是會根據病況及生活環境來建議患者改餵配方奶。

要是媽媽對於服藥若是感到不安或者對醫囑有所疑慮，一定要好好與看診的醫師溝通。有時候醫師會依據患者的意願來調整藥物內容以及服用方式，所以千萬不要擅自停藥或是減少劑量。

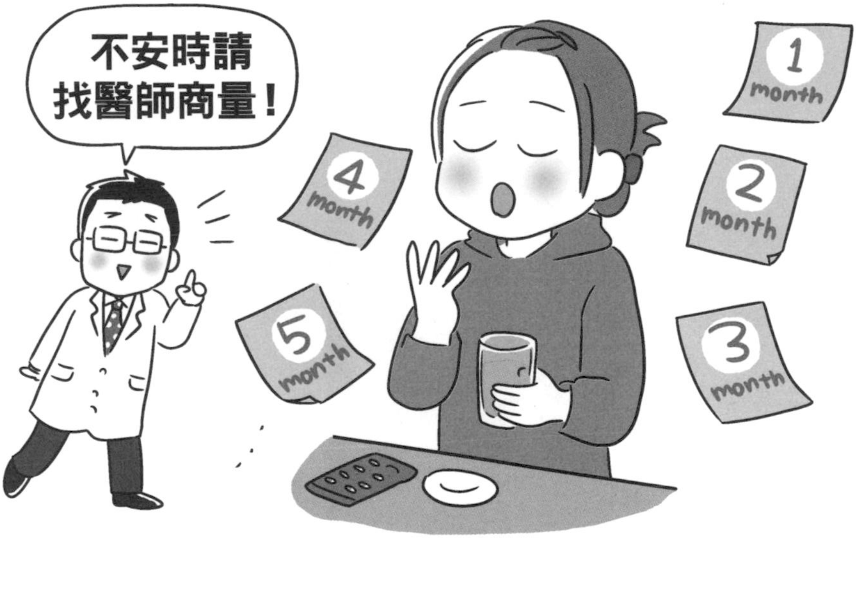

會需要住院嗎？

會危及生命就要住院，以便在安全的環境下有效治療

▼雖然不多，但還是有人需要住院治療

患有產後憂鬱症的人**通常非常排斥與寶寶分開，**有些家庭甚至在**媽媽住院期間沒有人可以接手照顧寶寶，**這也是提供相關設施的醫院不多的原因之一。就算是附設婦產科和精神科的綜合醫院，因病情住院的人應該也是寥寥無幾。

然而，即便人數不多，還是有患者需要住院治療，因爲這些人的病況已經會危及性命了。產後憂鬱症或許難以讓人聯想到失去生命這件事，但是**產後女性的死因中，自殺位居首位***。所以才會有人認爲其中半數可能是產後憂鬱症的患者。

*參考：孕產婦的自殺——東京都的統計與概略分析（日本婦產科醫會副會長・岡井崇）

▼家人不可能24小時緊跟在患者身旁

提到住院，不少患者的家人都會反對，而且反應甚至比就診時還要強烈。很多時候由於

患者抗拒的模樣令人心疼，所以家人才會拒絕這樣的安排。但當**醫師建議住院時，通常代表病況已經嚴重到不得不這麼做了，這點希望大家能牢記在心。**

【案例】

有位患者的產後憂鬱症已經嚴重到醫師建議住院治療，但她卻以「不想和孩子分開」爲由拒絕，家人也表示他們會「24小時盯著」而婉拒醫師的建議。幾天之後，人在娘家的患者趁她的母親煮飯時，試圖用門把上吊自殺，幸好被及時制止。意識到事態嚴重的家人便勸患者住院接受治療，經過1個月等到病況好轉後，便改以回診的方式繼續治療。

住院期間的治療方式**基本上與回診治療大同小異，**也就是好好睡覺休息、吃藥、與護理人員聊聊、分享痛苦的感受等等，差別只在這些事情是在更安全的環境之下確實進行。**住院時間長短不一，有可能是10天，也有可能是1個月，**無論如何請記住，這麼安排都是爲了保護媽媽的安全。

幸好有
住院治療！
經驗談

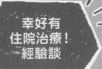

「生產後憂鬱到想帶孩子一起死。幸好醫師和老公給我力量。」(30歲，第一胎)

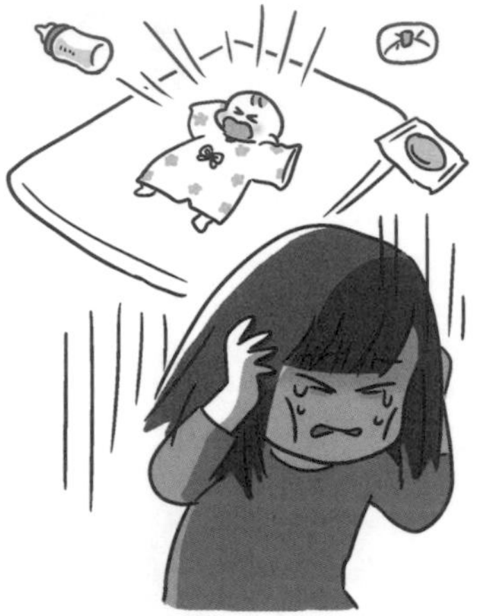

我是一名護理人員。從未經歷過任何心理不適，懷孕與生產也都很順利。孩子生下來之後，曾經察覺到自己情緒有點低落，但心裡卻一直覺得「要是這樣就發牢騷還有資格當護理人員嗎？」、「怎麼好意思爲這種小事去諮詢」。於是假裝自己一切都好，產後健康檢查的時候也不敢說實話。

▶絕對不要！雖然自己堅決不住院

然而孩子滿月之後，憂鬱狀態卻突然變得嚴重。自責不已的我開始覺得「孩子怎麼這麼可憐，竟然有像我這樣的媽媽」。有一天，我抱著孩子準備從公寓跳下去時，老公剛好出現把我拉住，這時候我才坦承其實自己痛苦到想自我了斷。

就診的醫院建議我住院。「想死的念頭其實是暫時的。只要好好接受治療，病情就會好轉的。」雖然醫師這麼說，但我卻認定住院只會令情況變得更糟。老公不放心讓我一個人帶孩子，所以贊成住院，然而我無法接受這樣的安排。最後在丈夫的同意之下，他們強制安排我住院（即未經患者同意住院治療）。至於寶寶，則是請娘家的人照顧。

▶想死的念頭確實只是暫時的

我永遠不會忘記第1天吃了安眠藥之後，整個人倒在床上一覺到天亮的那一刻。思緒依舊鬱悶，但全身卻因爲睡飽而心滿意足。住院期間我的工作就是好好睡，按時服藥。3週後，我的情況已經恢復到可以出院。當時的我開心到不敢相信，看到父母帶孩子來接我的時候更是覺得幸福無比。醫師說得對，「想死」這個念頭眞的只是一時的。出院之後，我請娘家繼續幫我照顧寶寶一段時間，再慢慢拉長母子相處的時間。

現在孩子已經3歲了，母子一切安好，非常慶幸當時住院治療。一想到我那個時候可能會做出憾事，內心就一陣不寒而慄。眞的很感謝支持我的醫師和老公、認眞聽我訴說的諮商心理師，以及幫忙照顧孩子的父母。

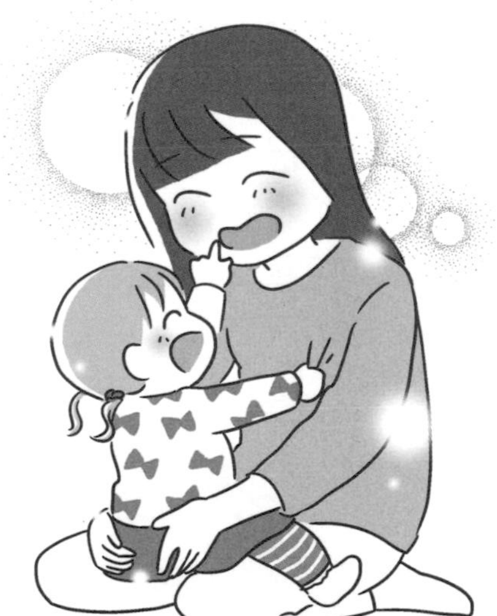

不需硬撐！

身體不適就不要勉強自己，將照顧寶寶的事交給其他人吧

治療期間有時會**建議媽媽讓其他人幫忙照顧寶寶，**以便舒緩焦慮的情緒並解決睡眠不足的問題。不過媽媽難免會不願意或是無法與寶寶分開，這是可想而知的事。但媽媽的狀況若是不佳，硬撐反而會對寶寶造成不良影響。

▼在為心靈奠定基礎的重要時刻，媽媽卻笑不出來……

寶寶需要從可靠的人身上得到足夠的關懷才能健康成長，因為被愛和被保護的心靈基礎是開拓人生的能量，而且這個角色通常都是由媽媽扮演。但媽媽如果因為陷入低潮而失去笑容的話，那該怎麼辦？畢竟**媽媽內心的平靜對寶寶來說相當重要。**

曾經有報告指出，產後憂鬱症若是持續1年，孩子在3年、5年及9年後會出現情緒不穩的現象，同時媽媽的精神狀態也會持續不佳*。雖然這項調查只做了9年，但是之後的效應可能會長期存在。媽媽若因心理不適而無法好好照顧孩子，彼此的關係又一直不理想的話，恐怕會對母子雙方造成不良影響。

別再「努力」，趕快接受治療吧！

產後憂鬱症的惡性循環

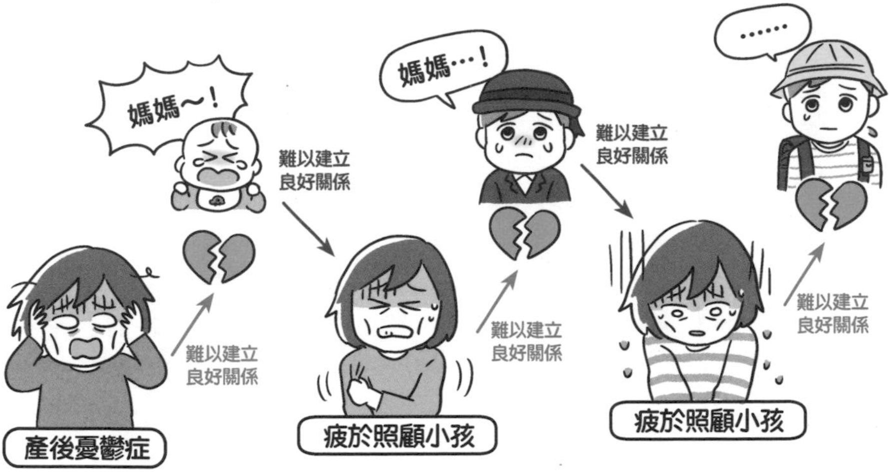
媽媽～！
難以建立
良好關係
產後憂鬱症
難以建立
良好關係
媽媽…！
疲於照顧小孩
難以建立
良好關係
……
難以建立
良好關係
疲於照顧小孩
難以建立
良好關係

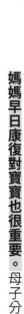

媽媽早日康復對寶寶也很重要。母子分開期間，只要有人給予充分的愛與關懷，寶寶日後的發展就不會有所影響。藉由娘家、丈夫、產後支援服務、托嬰中心以及保母等後援，爲孩子安排一個安全完善的生活環境，並且**適當依靠旁人，如此就能好好休息靜養。**不管怎麼說，媽媽都是爲了寶寶才休息的。

*Wiggins et al.,2014.J Am Acad Child Adolescent Psychiatry. Developmental Trajectories of Irritability and Bidirectional Associations with Maternal Depression

自己能做到的
預防及改善

在日常生活中積極採用可行的自我照護方式

如果希望產後憂鬱症能儘早痊癒，除了透過醫學治療，最好也同時進行自我照護（但若身體不適就不要勉強自己用這樣的方式來治療，應該向主治醫師或相關機構諮詢）。

①不需特地運動，但要記得「活動筋骨」

運動能有效預防和改善憂鬱症，而且對於輕度到中度憂鬱症的**治療效果與抗憂鬱劑相當，**甚至有報告指出復發率比服用藥物還要低。

有種荷爾蒙叫做血清素，可以穩定情緒、激發動力。之前的章節中曾經介紹過這是一種「幸福荷爾蒙」。只要身體活動起來，就能促進血清素分泌。

不管是瑜伽、皮拉提斯、慢跑、快走、游泳，還是**悠閒地散步或腹式深呼吸，不論做哪種運動都可以。**有人說肌肉訓練會比較好，也有人說有氧運動較有效，大家各有一套，不需要太過執著。關鍵在於日常生活中要盡量活動筋骨，這才是最重要的。腰痛的話，就動動上半身，或者參考地方政府單位發放的文宣，做做上面介紹的產後運動也不錯。

光靠自我照護的運動雖然難以治癒產後憂鬱症，但在康復上卻有所助益。**若問運動會有什麼不良影響，那就只有一個——「非運動不可」這個想要奮發圖強的念頭。**記住，產後憂鬱症最大的敵人，就是拚命努力。

②上午曬個日光浴。早上醒來後讓自己沐浴在陽光下吧

另外一個可以增加血清素的自我照護方式是曬太陽。所以早上起床後打開窗戶，向太陽說聲早安吧。

清晨做日光浴不僅可以促使血清素分泌，還能重置生理時鐘。人體的生理時鐘是以一天25個小時爲週期來運作，如果不重置這1個小時的差異，生活節奏就會打亂，導致夜不成眠。而睡眠若要正常規律，**最好的方法便是早上曬太陽。**

③珍惜與可信賴的人聊天交談的時間

千萬不要錯過和任何人交談的機會。雖然丈夫是最適合的聊天對象，但若身體不適，夫妻之間的氣氛就有可能變得尷尬。不論是兄弟姊妹、父母、知心好友、住在附近的老奶奶、可以信賴的助產師或是公共衛生護理師，甚至是幼兒園或托嬰中心的老師，只要有機會與別人交談，哪怕是雞毛蒜皮的小事也沒關係，就出聲與對方聊一聊吧。**內容方面什麼都好，**總

之要好好珍惜與他人之間的連繫。

生產過後，不僅周圍的世界會改變，視野說不定也會隨之窄化。當媽媽的往往會強烈認爲自己必須保護孩子、一定要夠堅強，並被這樣的情緒壓得喘不過氣。此種情況經常被形容爲「密室育兒」，亦即所謂的僞單親生活。

與人交談時，有如在一個密室中開了一個小洞。這種情況雖然不會立即改變，但是我們可以試著稍微活動一下因爲一直盯著某個地方看而變得僵硬的脖子。如此一來，痛苦的心情說不定也會好轉一些。

預防＆改善憂鬱的自我照護

試著採納當下能做的事

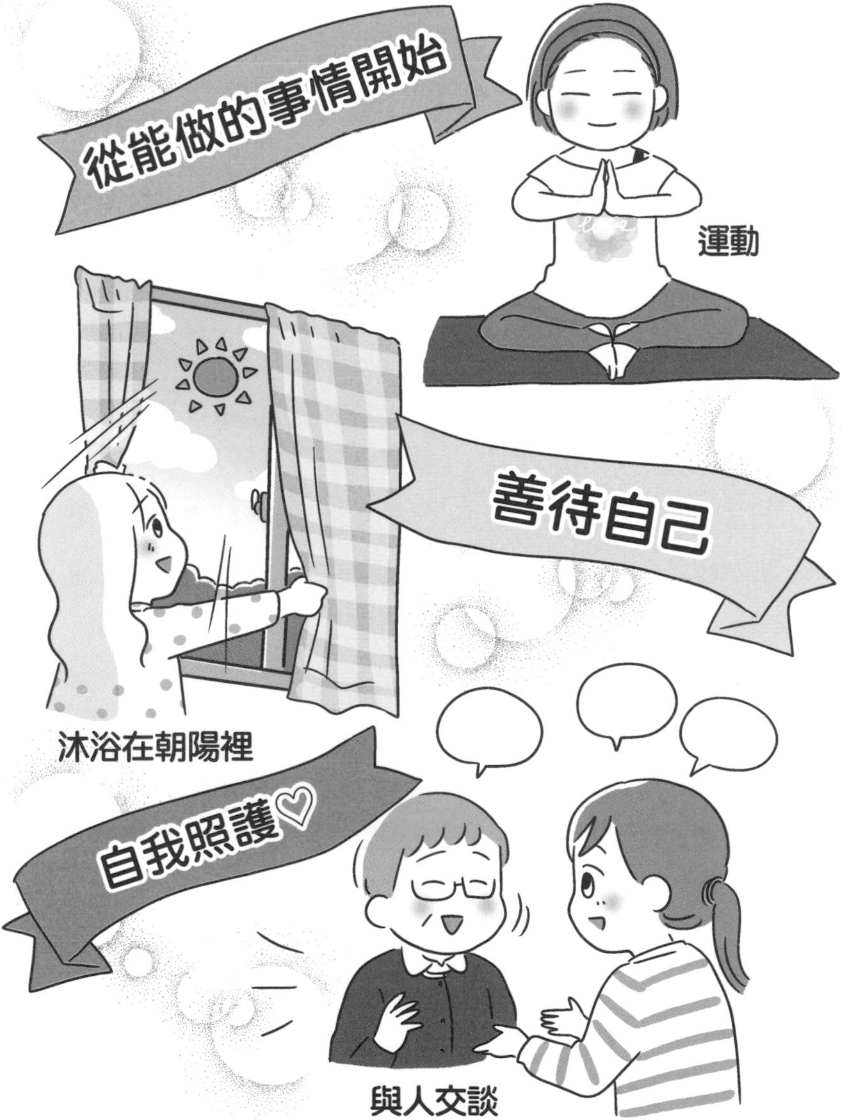
從能做的事情開始
運動
善待自己
沐浴在朝陽裡
自我照護♡
與人交談

Column 3

可以幫忙照顧寶寶的地方

治療產後憂鬱症的其中一個難關就是照顧寶寶這件事。即便家裡沒有人能夠幫忙也不要輕言放棄，因爲還有提供嬰兒照顧的設施和服務可以利用。

托嬰中心／若有名額，就可以暫時將寶寶送托。這類機構的托育時間大多在白天，有些托嬰中心亦提供夜間服務。

月子中心／會讓母嬰同住，但有護理人員照顧寶寶。費用雖然較爲高昂，但如果是地區設施的話，地方政府單位通常都會補助。

托兒所／寶寶暫時生活的地方。

其他支援方面，有派遣專人協助的家庭支援及家庭照護等業務等。可向地方政府單位的窗口（如日本是母子保健課；台灣則爲社會局）詢問相關資訊。

第4章

產後憂鬱的陷阱

~個案研究漫畫~

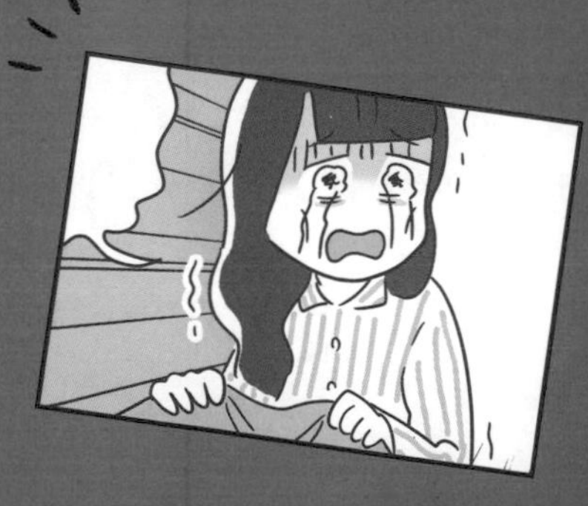

CASE 1

我不覺得我的寶寶可愛

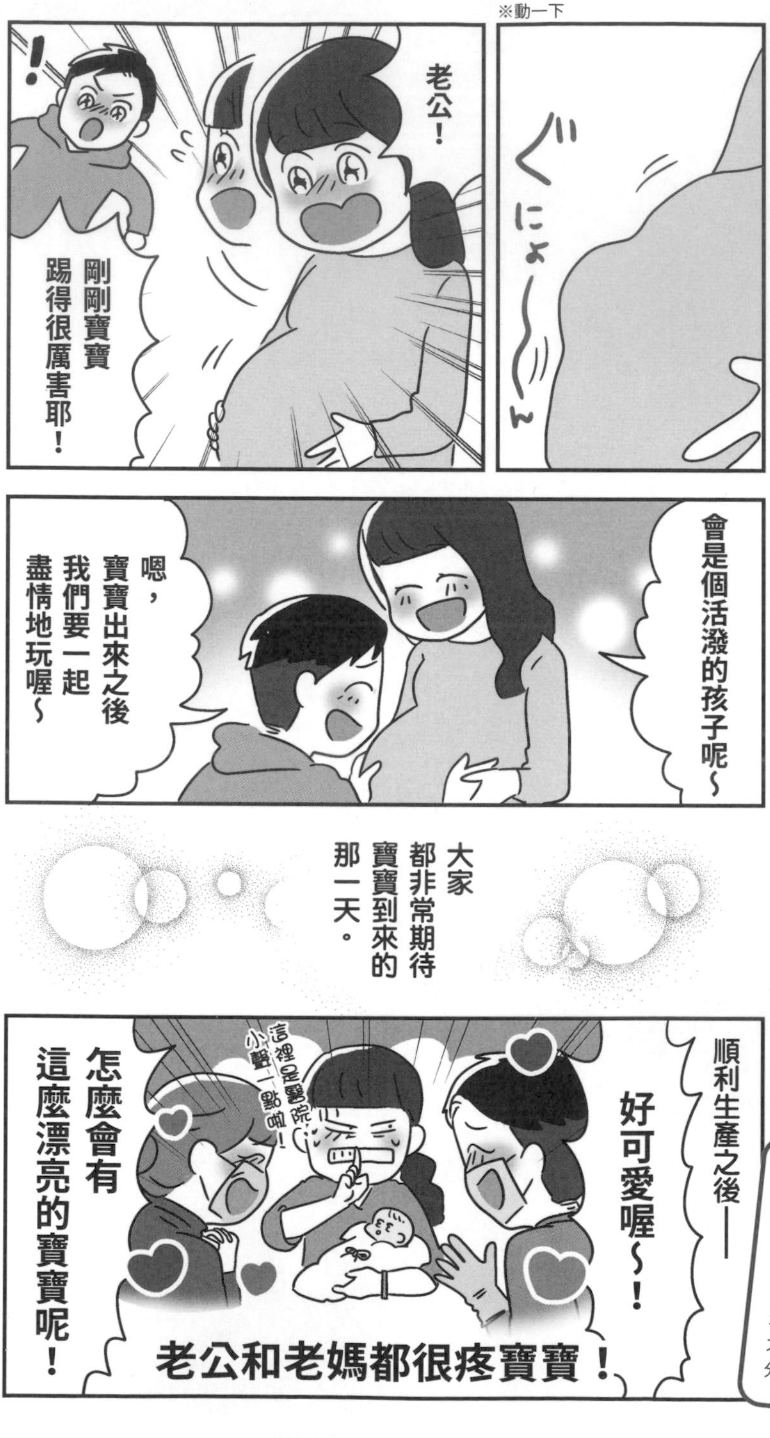
※動一下
ぐにょ〜〜ん
老公！
剛剛寶寶踢得很厲害耶！
會是個活潑的孩子呢～
嗯，寶寶出來之後我們要一起盡情地玩喔～
大家都非常期待寶寶到來的那一天。
順利生產之後——
好可愛喔～！
這裡是醫院，小聲一點啦！
怎麼會有這麼漂亮的寶寶呢！
老公和老媽都很疼寶寶！

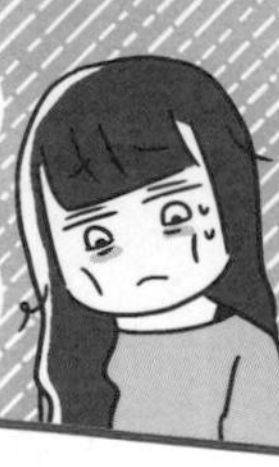

DATA

花奈小姐
31歲

個性活潑開朗，非常期待寶寶的到來。無論丈夫或住在附近的娘家都大力幫忙，後援明明十分有力，怎麼會⋯⋯。

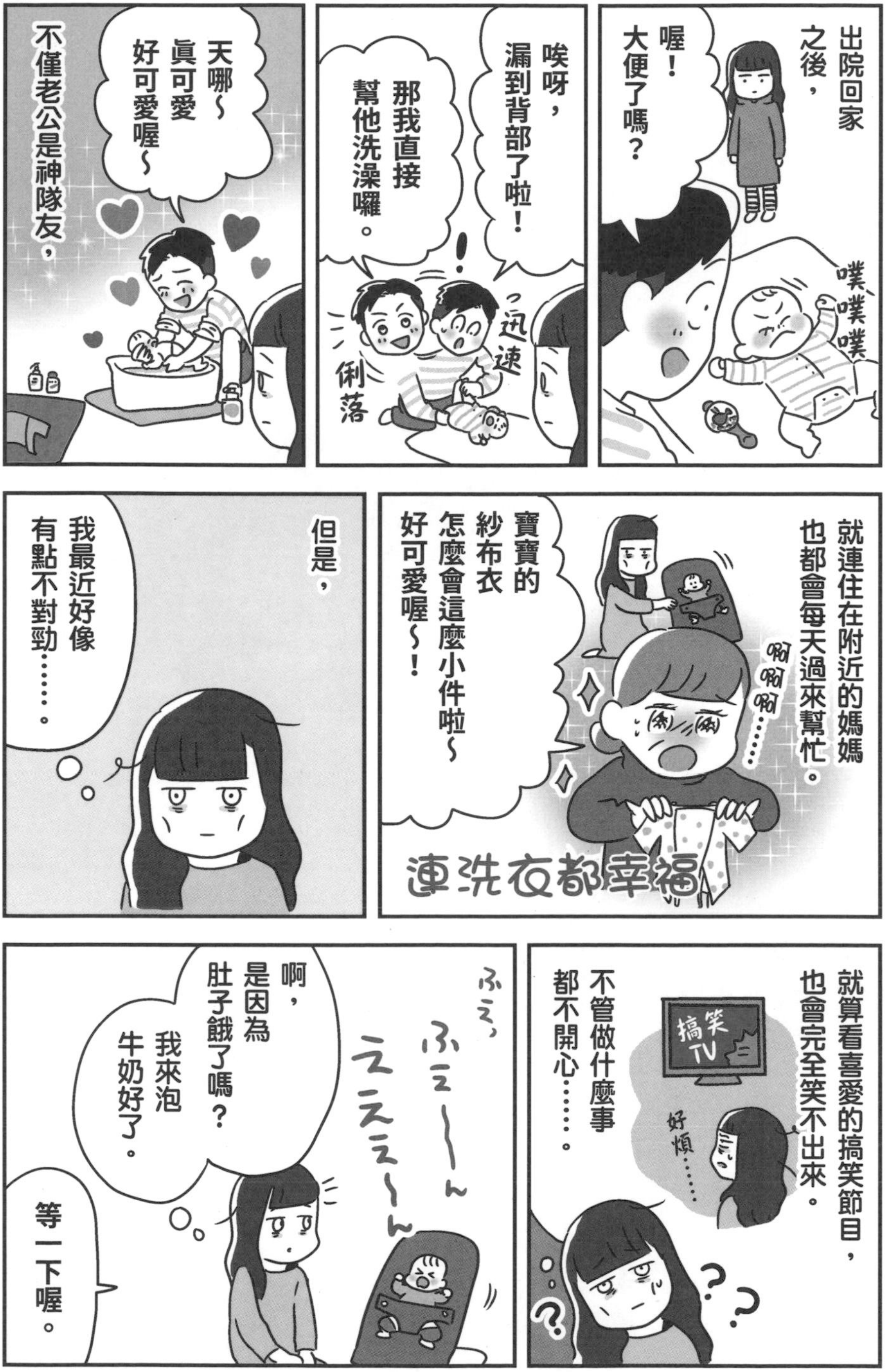

出院回家之後，
喔！大便了嗎？
噗噗噗
唉呀，漏到背部了啦！
那我直接幫他洗澡囉。
迅速
俐落
天哪～眞可愛好可愛喔～
不僅老公是神隊友，
就連住在附近的媽媽也都會每天過來幫忙。
啊啊啊……
寶寶的紗布衣怎麼會這麼小件啦～好可愛喔～！
連洗衣都幸福
但是，
我最近好像有點不對勁……。
就算看喜愛的搞笑節目，也會完全笑不出來。
不管做什麼事都不開心……。
搞笑TV
好煩……
ふえ、
ふえ～～ん
えええ～ん
啊，是因為肚子餓了嗎？
我來泡牛奶好了。
等一下喔。

※哇啊啊

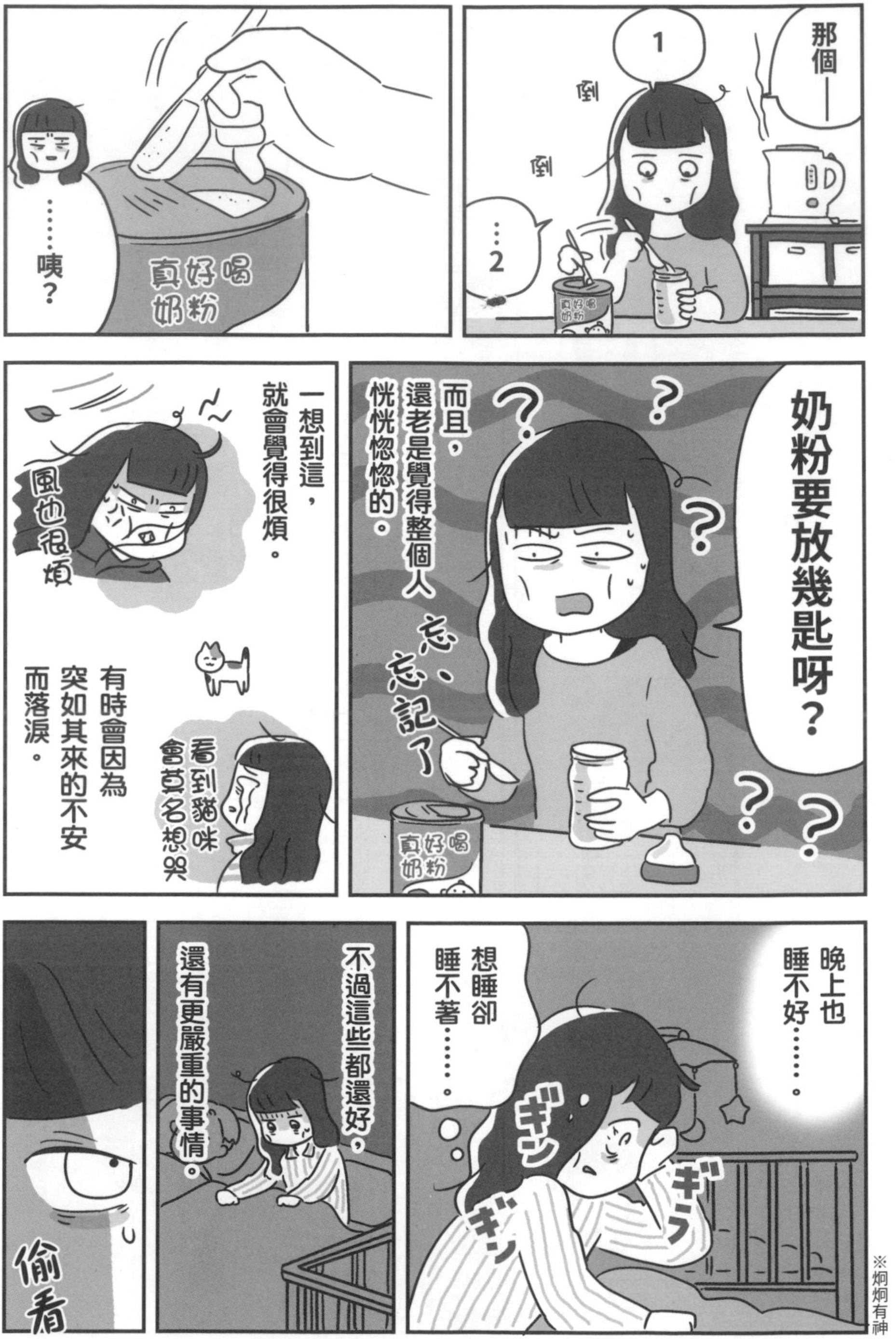
那個——
1
倒
倒
……2
……咦？
真好喝奶粉
奶粉要放幾匙呀？
而且，還老是覺得整個人恍恍惚惚的。
忘、忘記了
真好喝奶粉
一想到這，就會覺得很煩。
風也很煩
有時會因為突如其來的不安而落淚。
看到貓咪會莫名想哭
晚上也睡不好……。
想睡卻睡不著……。
ギン
ギラ
ギン
※炯炯有神
不過這些都還好，還有更嚴重的事情。
偷看

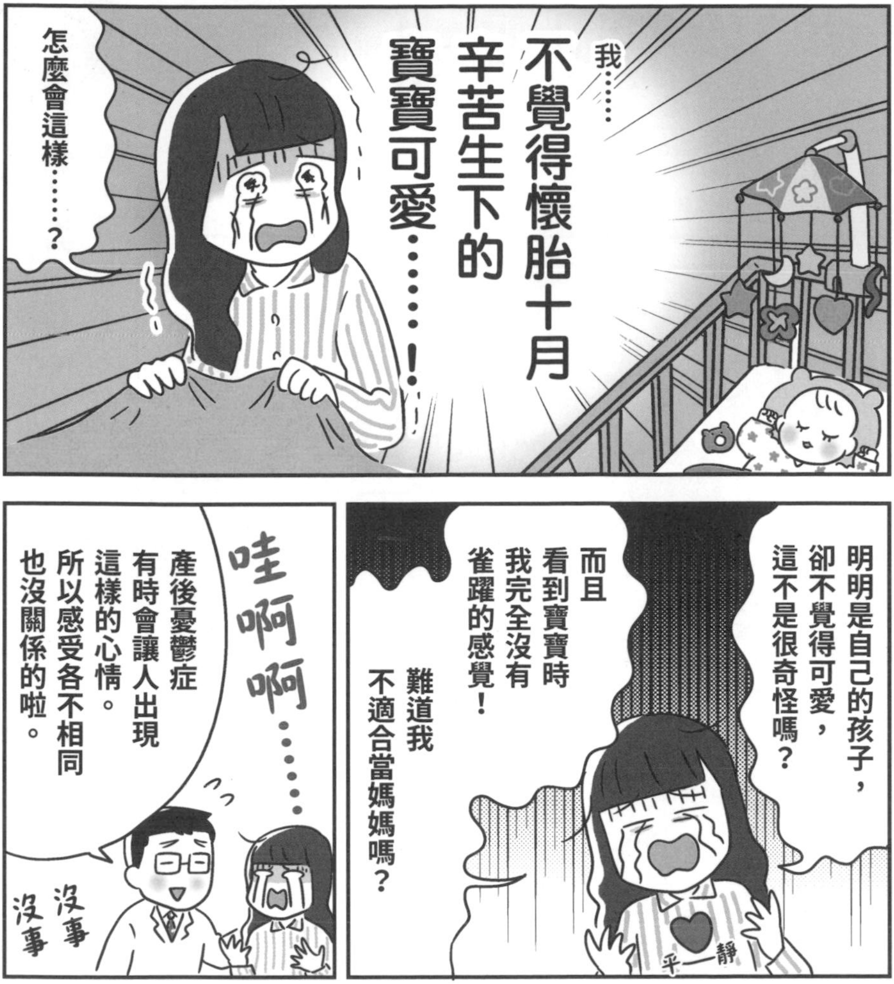
我……
不覺得懷胎十月
辛苦生下的
寶寶可愛……！
怎麼會這樣……？
明明是自己的孩子，
卻不覺得可愛，
這不是很奇怪嗎？
而且
看到寶寶時
我完全沒有
雀躍的感覺！
難道我
不適合當媽媽嗎？
平一靜
哇啊啊……
產後憂鬱症
有時會讓人出現
這樣的心情。
所以感受各不相同
也沒關係的啦。
沒事
沒事

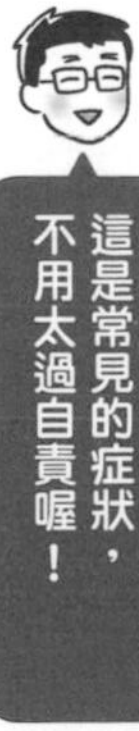

這是常見的症狀，不用太過自責喔！

「不覺得自己的孩子可愛」是產後憂鬱症偶爾會出現的症狀。人的情緒一旦陷入憂鬱狀態，就會變得很難擁有開心、快樂、幸福等正面感情。

產後憂鬱症的原因之一如同書中前文所述，應該是生產之後，女性荷爾蒙銳減導致。即使不覺得自己的孩子可愛，通常也只是暫時的。不過這並不代表天下的媽媽都必須認爲自己的孩子很可愛。有各種感受其實是很正常的，大家不用太過自責喔。

CASE 2

不知道可以找誰商量

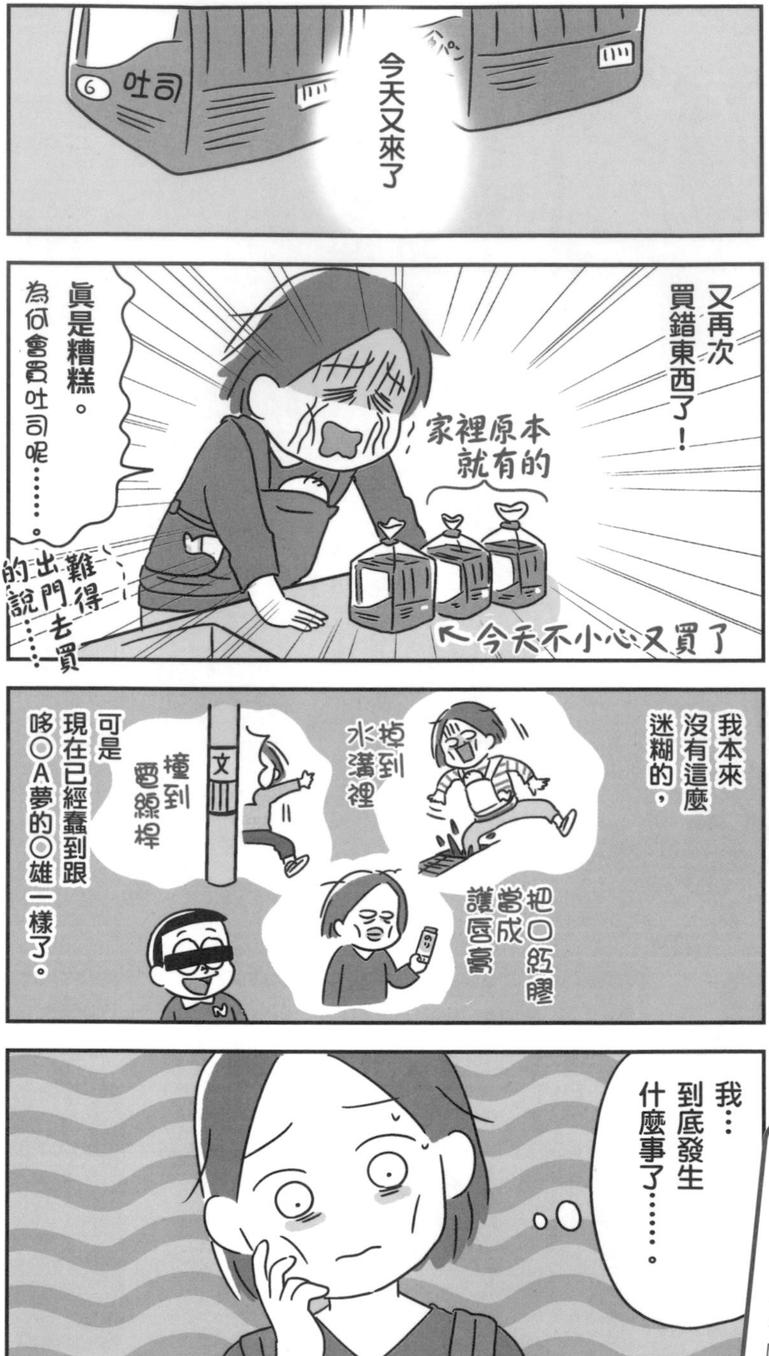
吐司
今天又來了
又再次買錯東西了！
家裡原本就有的
真是糟糕。
為何會買吐司呢……。
難得出門去買的說……
今天不小心又買了
我本來沒有這麼迷糊的，
掉到水溝裡
撞到電線桿
把口紅膠當成護唇膏
可是現在已經蠢到跟哆◯A夢的◯雄一樣了。
我…到底發生什麼事了……。

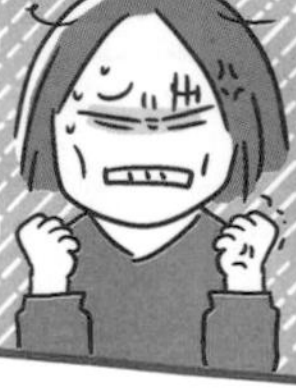

DATA

彩美小姐
28歲

原本是業務，擅長收集資訊，但生完孩子之後，卻不知要向誰詢問有關產後憂鬱症的事，因而感到束手無策。

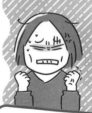

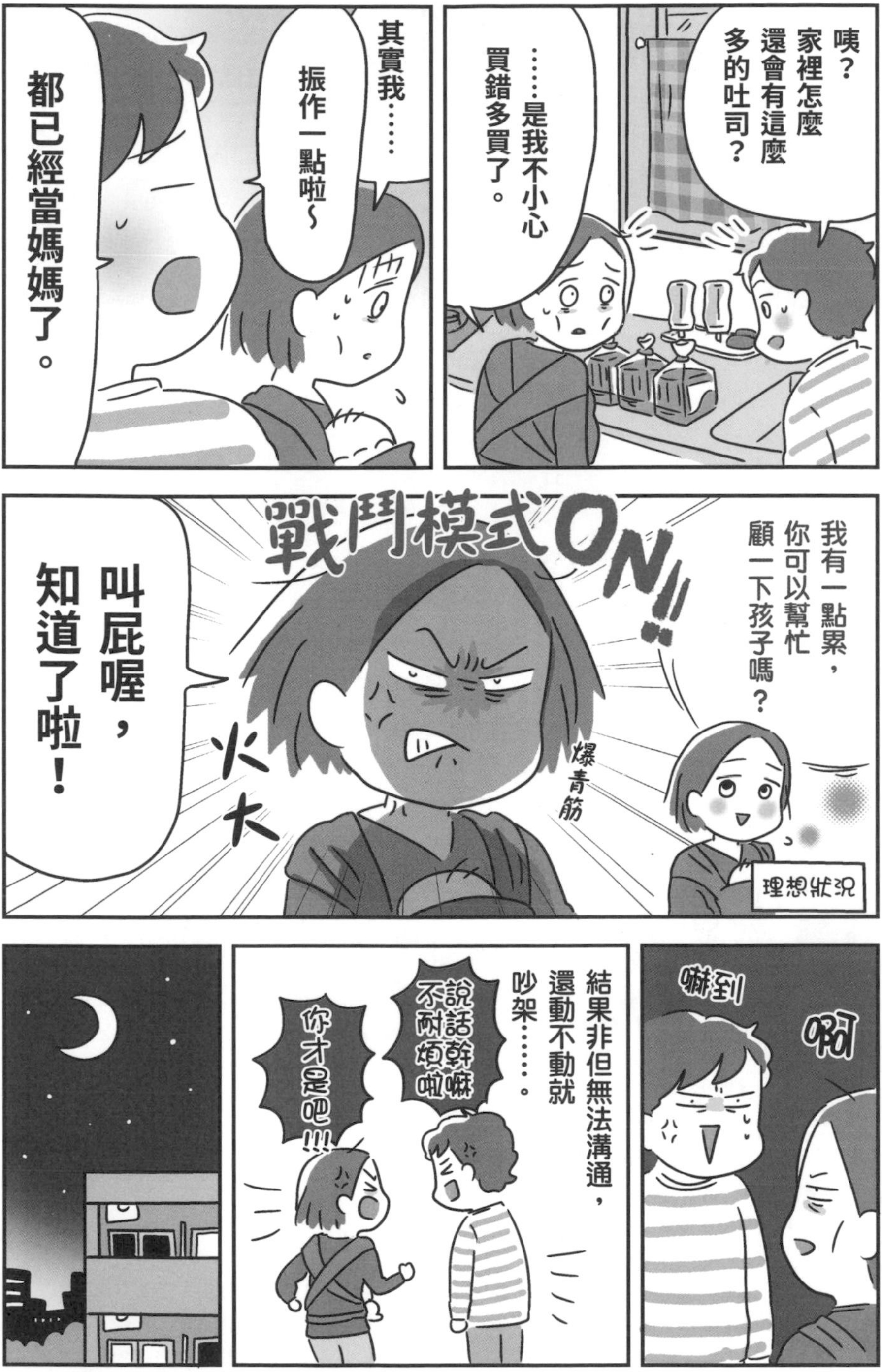

咦？家裡怎麼還會有這麼多的吐司？
……是我不小心買錯多買了。
其實我……
振作一點啦～
都已經當媽媽了。
我有一點累，你可以幫忙顧一下孩子嗎？
理想狀況
戰鬥模式ON!!
爆青筋
火大
叫屁喔，知道了啦！
嚇到
啊
結果非但無法溝通，還動不動就吵架……。
說話幹嘛不耐煩啦
你才是吧!!!

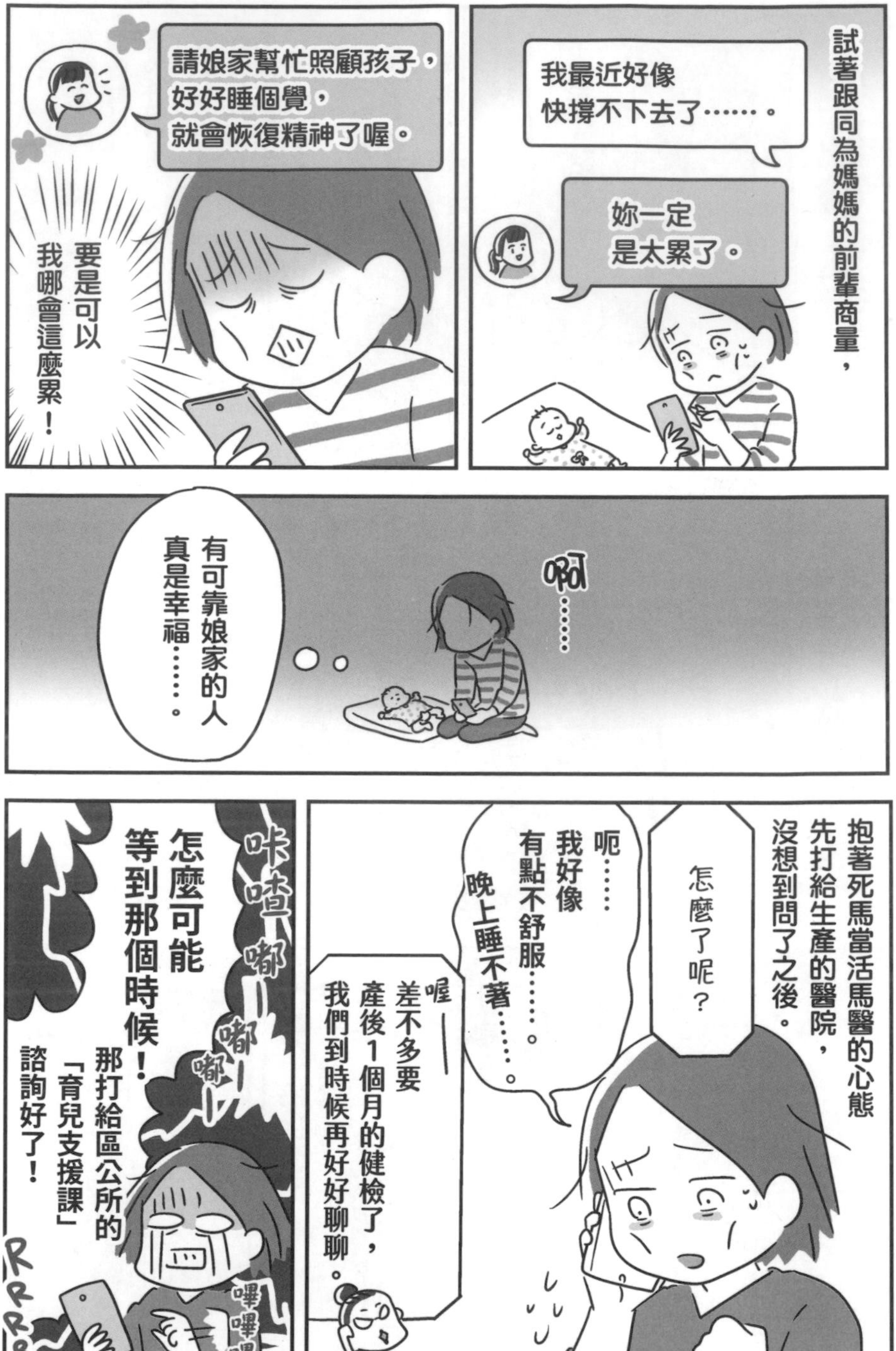

試著跟同為媽媽的前輩商量，
我最近好像快撐不下去了……。
妳一定是太累了。
請娘家幫忙照顧孩子，好好睡個覺，就會恢復精神了喔。
要是可以我哪會這麼累！
啊……
有可靠娘家的人真是幸福……。
抱著死馬當活馬醫的心態先打給生產的醫院，沒想到問了之後。
怎麼了呢？
呃……我好像有點不舒服……晚上睡不著……。
喔——差不多要產後1個月的健檢了，我們到時候再好好聊聊。
咔嗒
嘟—嘟—嘟—
怎麼可能等到那個時候！
那打給區公所的「育兒支援課」諮詢好了！
嗶嗶嗶
RRRR

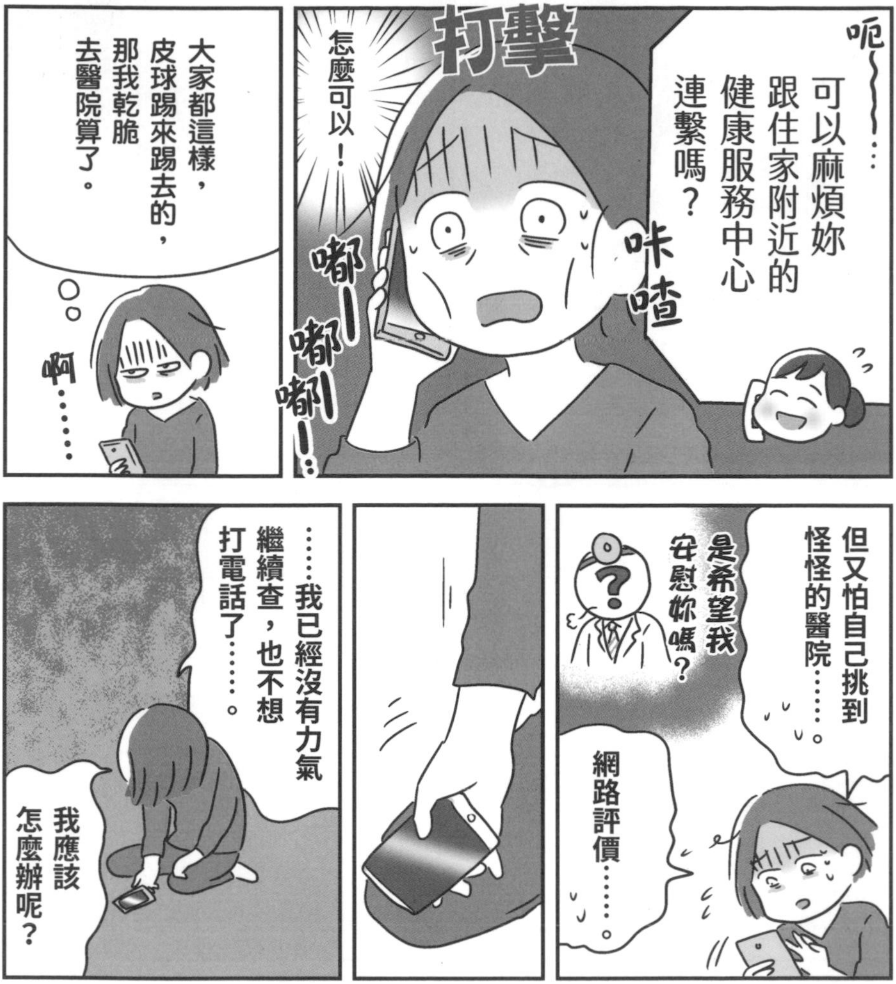
呃～～～……
可以麻煩妳跟住家附近的健康服務中心連繫嗎？
咔喳
打擊
怎麼可以！
嘟—嘟—嘟—……
大家都這樣，皮球踢來踢去的，那我乾脆去醫院算了。
啊……
但又怕自己挑到怪怪的醫院……。
是希望我安慰妳嗎？
網路評價……。
……我已經沒有力氣繼續查，也不想打電話了……。
我應該怎麼辦呢？

試著打電話給健康服務中心，向公共衛生護理師商量

憂鬱症的人往往有氣無力，不管做什麼事都非常容易感到煩躁。在這種情況之下，向外求助的電話還一直被踢皮球的話，會對精神造成相當大的傷害。

原本打算上網搜尋，卻發現資訊氾濫，讓人無從選擇，連篩選資訊的力氣也消失殆盡。

因此，有產後憂鬱的人應該要先向當地的健康服務中心諮詢。當前社會已經知道產後心理照護的重要性，所以每個健康服務中心應該都有一套對應的系統。溝通上若是有問題，不妨告訴對方「生產後情緒變得低落，想找公共衛生護理師來幫忙」。

CASE 3

這不是我要的醫生！

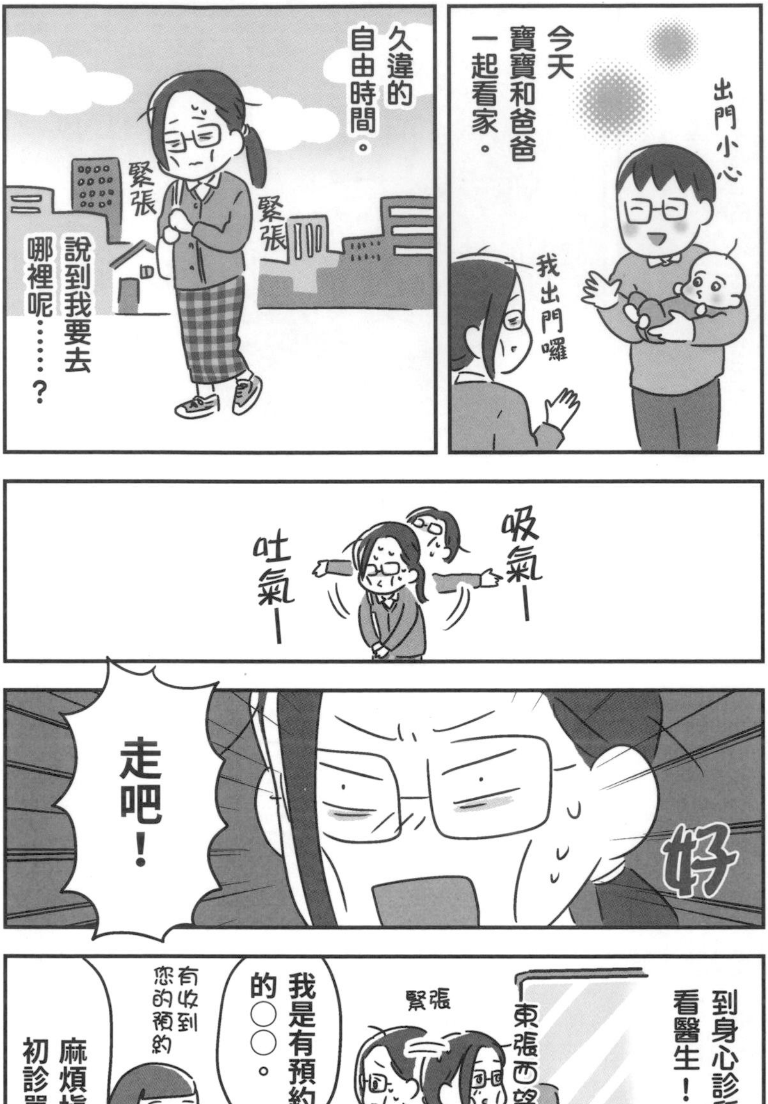
今天寶寶和爸爸一起看家。
出門小心
我出門囉
久違的自由時間。
緊張
緊張
說到我要去哪裡呢……？
吸氣—
吐氣—
走吧！
好
到身心診所看醫生！
東張西望
緊張
緊張
緊張—
我是有預約的〇〇。
有收到您的預約
麻煩填寫一下初診單。
櫃台

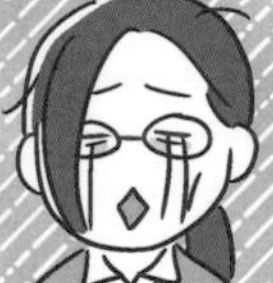

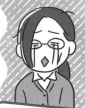

DATA

桃子小姐
33歲

丈夫因爲見她生產後情緒低落，所以幫她在住處附近的診所掛號。本人是人生第一次到身心診所看診。

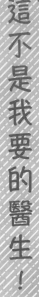

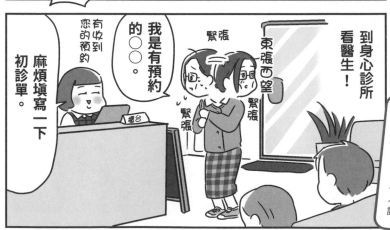

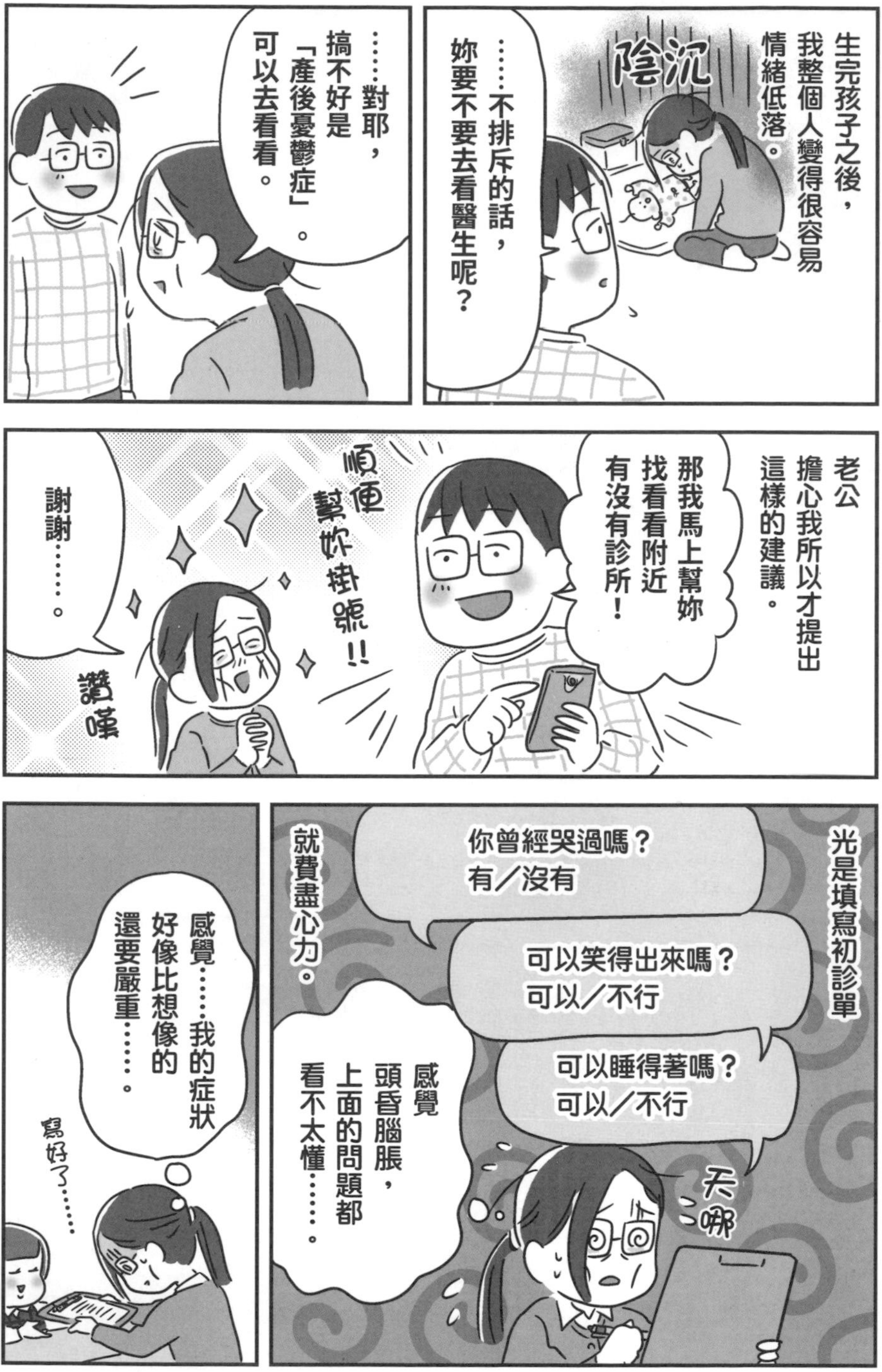
生完孩子之後，我整個人變得很容易情緒低落。
陰沉
……不排斥的話，妳要不要去看醫生呢？
……對耶，搞不好是「產後憂鬱症」。可以去看看。
老公擔心我所以才提出這樣的建議。
那我馬上幫妳找看看附近有沒有診所！
順便幫妳掛號!!
謝謝……。
讚嘆
光是填寫初診單就費盡心力。
你曾經哭過嗎？
有／沒有
可以笑得出來嗎？
可以／不行
可以睡得著嗎？
可以／不行
感覺頭昏腦脹，上面的問題都看不太懂……。
天哪
感覺……我的症狀好像比想像的還要嚴重……。
寫好了……

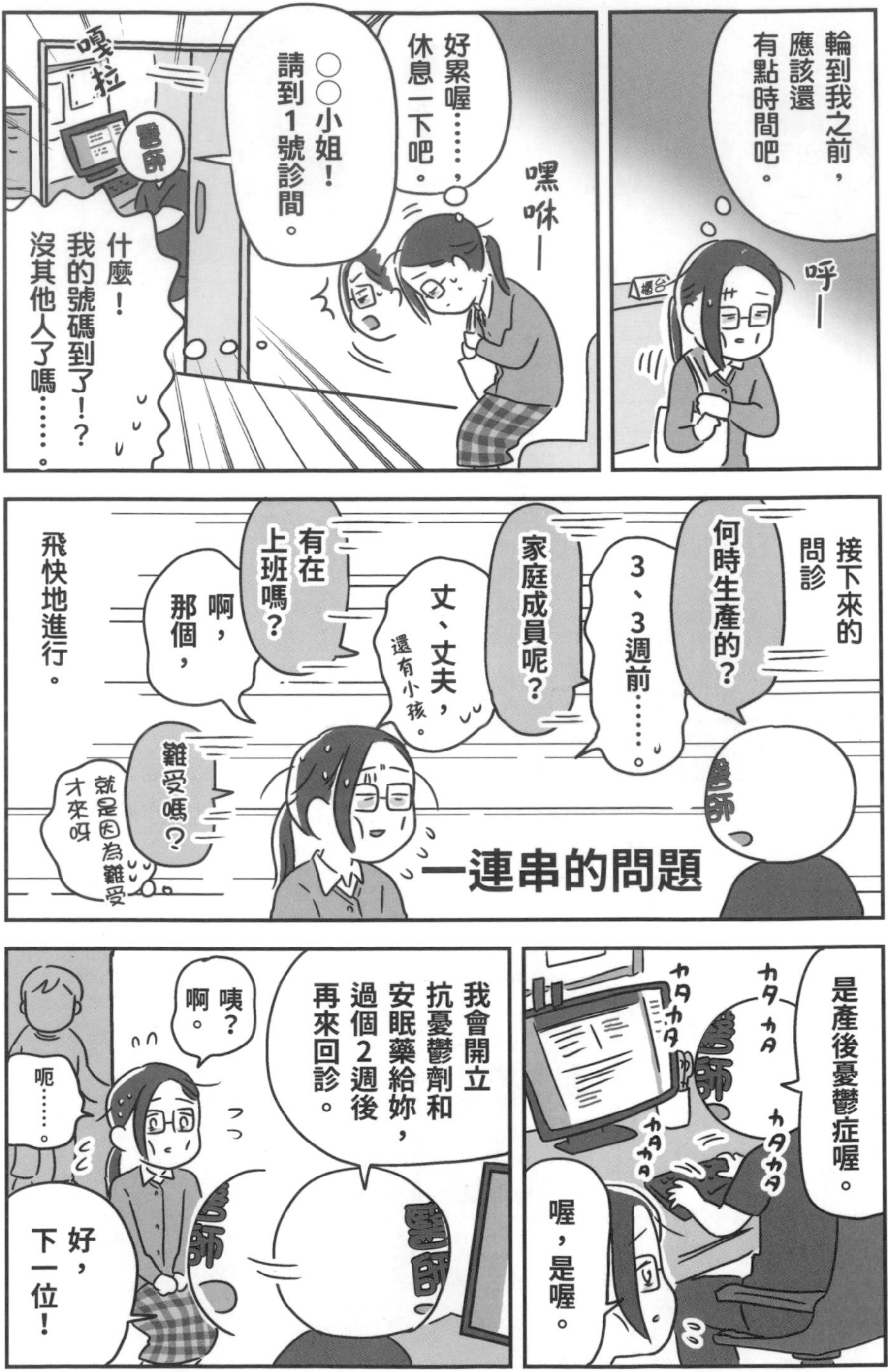
輪到我之前，應該還有點時間吧。
呼ー
好累喔……，休息一下吧。
嘿咻ー
嘎拉
○○小姐！請到1號診間。
醫師
什麼！我的號碼到了！？沒其他人了嗎……。
接下來的問診
何時生產的？
3、3週前……。
家庭成員呢？
丈、丈夫，還有小孩。
有在上班嗎？
啊，那個，
難受嗎？
就是因為難受才來呀
一連串的問題
飛快地進行。
是產後憂鬱症喔。
カタカタ
カタカタ
カタカタ
カタカタ
喔，是喔。
我會開立抗憂鬱劑和安眠藥給妳，過個2週後再來回診。
咦？啊。
呃……。
好，下一位！

※咔喳咔喳

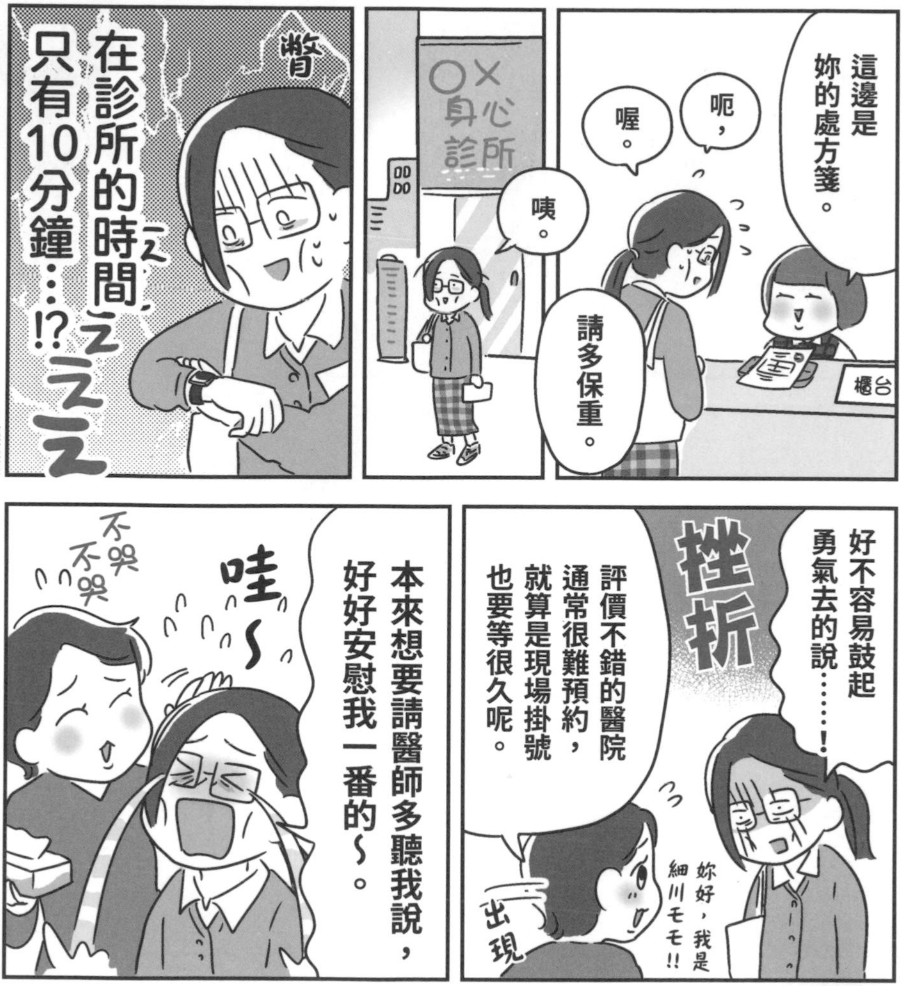
這邊是妳的處方箋。
呃，
喔。
請多保重。
○×身心診所
咦。
瞥
在診所的時間只有10分鐘……!?
※咦咦咦
好不容易鼓起勇氣去的說……!
挫折
評價不錯的醫院通常很難預約，就算是現場掛號也要等很久呢。
妳好，我是細川モモ!!
出現
本來想要請醫師多聽我說，好好安慰我一番的~。
哇~
不哭不哭

明確知道自己對醫師的期望再去尋找

我身旁有幾位曾經得過產後憂鬱症的朋友，每一位對醫師的要求都各不相同。有的人覺得「只要正確診斷、開立處方就好」，有的人則是「希望看診時能先聽聽他們的心聲」。日本的公共衛生護理師通常都很了解當地醫師的個性與看診風格，因此先找他們諮詢應該會是一個不錯的選擇。

然而醫師花在每位患者身上的時間似乎有限。在遇到符合自己期望的醫師之前，恐怕還是需要旁人的支持，多點耐心尋找才行。聽說有人甚至換了6位才找到理想的主治醫師呢！

CASE 4 不想依賴藥物

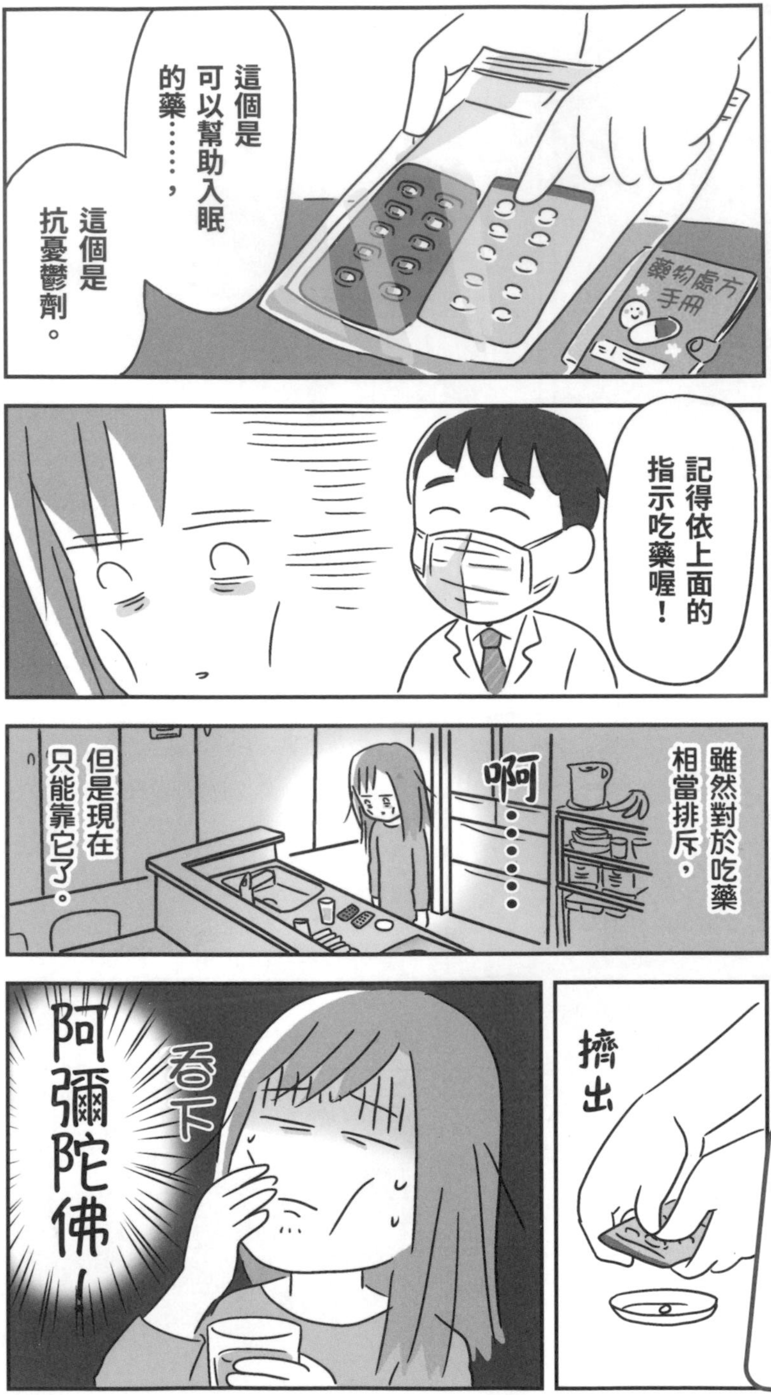
這個是可以幫助入眠的藥……，
這個是抗憂鬱劑。
藥物處方手冊
記得依上面的指示吃藥喔！
雖然對於吃藥相當排斥，
啊……
但是現在只能靠它了。
擠出
吞下
阿彌陀佛！

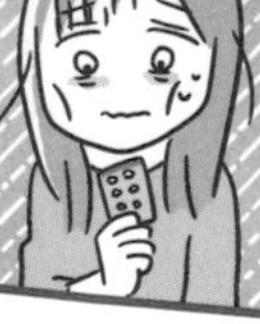

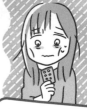

DATA

小愛小姐
26歲

從小被父母灌輸「可以不吃藥，就別吃藥」這樣的觀念，所以相當排斥吃藥。

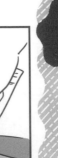

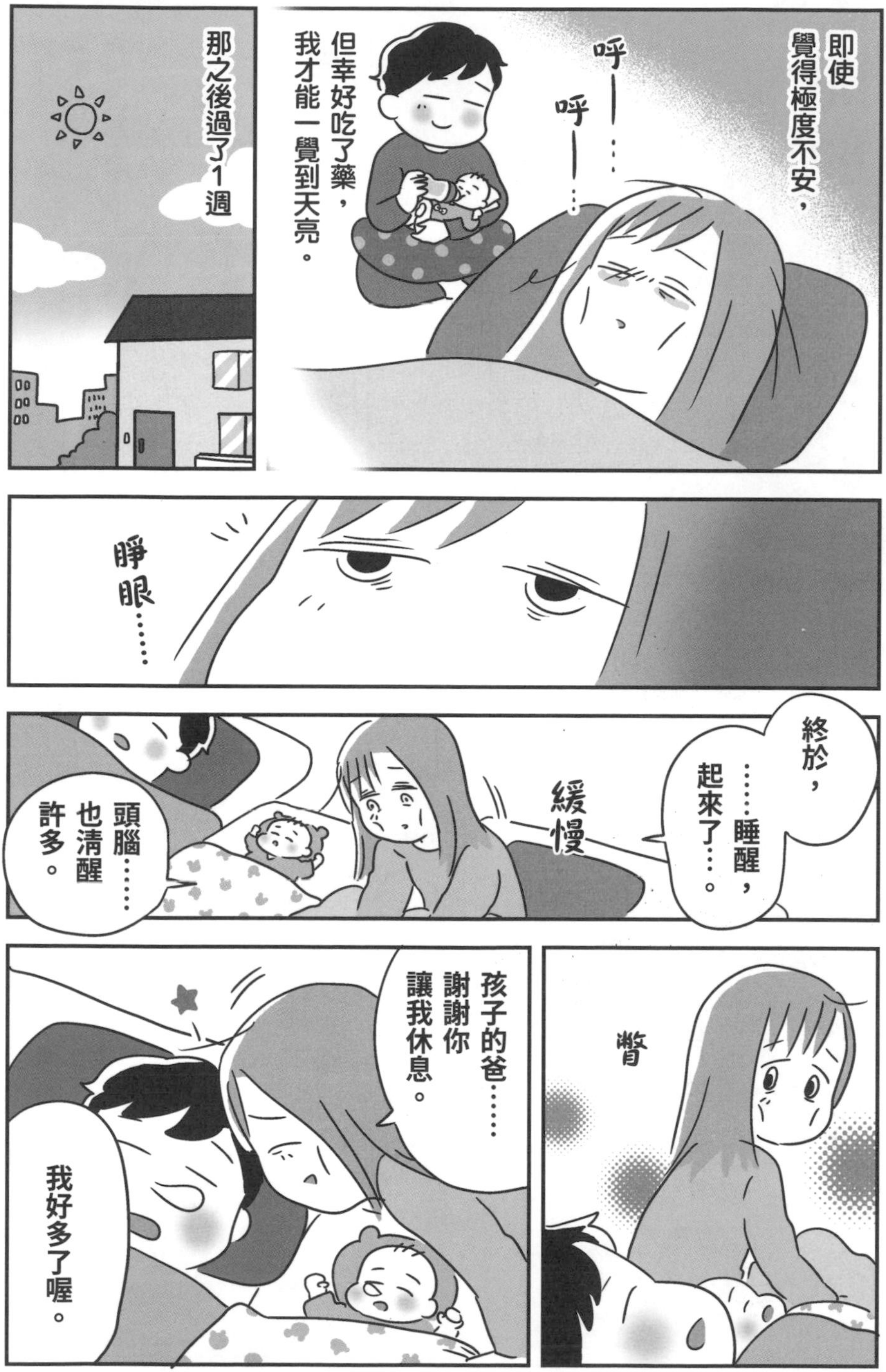
即使覺得極度不安，
呼—…
呼—…
但幸好吃了藥，我才能一覺到天亮。
那之後過了1週
睜眼……
終於，……睡醒，起來了……。
緩慢
頭腦……也清醒許多。
瞥
孩子的爸……謝謝你讓我休息。
我好多了喔。

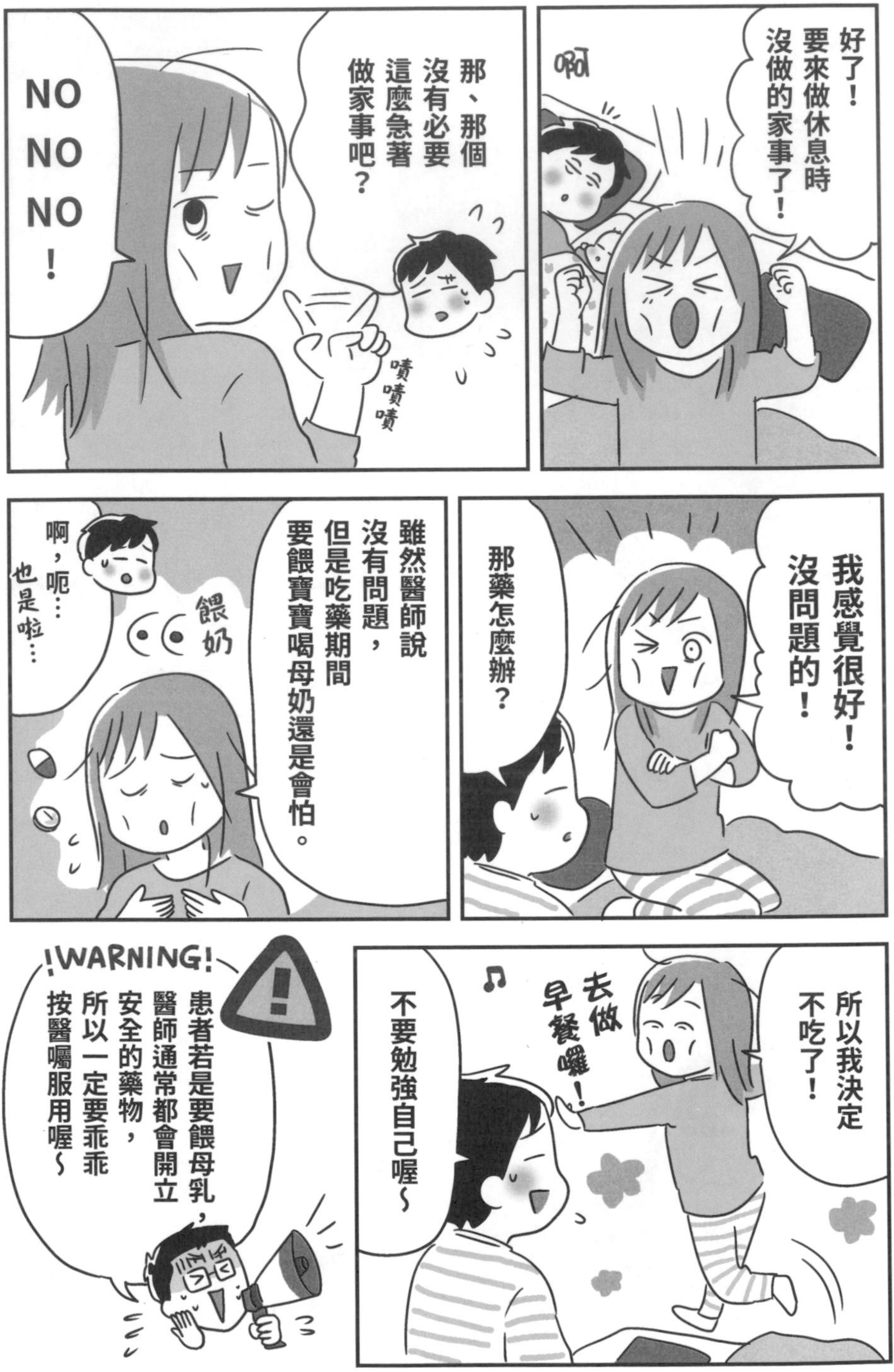

啊
好了！要來做休息時沒做的家事了！
那、那個沒有必要這麼急著做家事吧？
嘖嘖嘖
NO NO NO！
我感覺很好！沒問題的！
那藥怎麼辦？
雖然醫師說沒有問題，但是吃藥期間要餵寶寶喝母奶還是會怕。
餵奶
啊，呃…也是啦…
所以我決定不吃了！
去做早餐囉！
不要勉強自己喔～
!WARNING!
患者若是要餵母乳，醫師通常都會開立安全的藥物，所以一定要乖乖按醫囑服用喔～

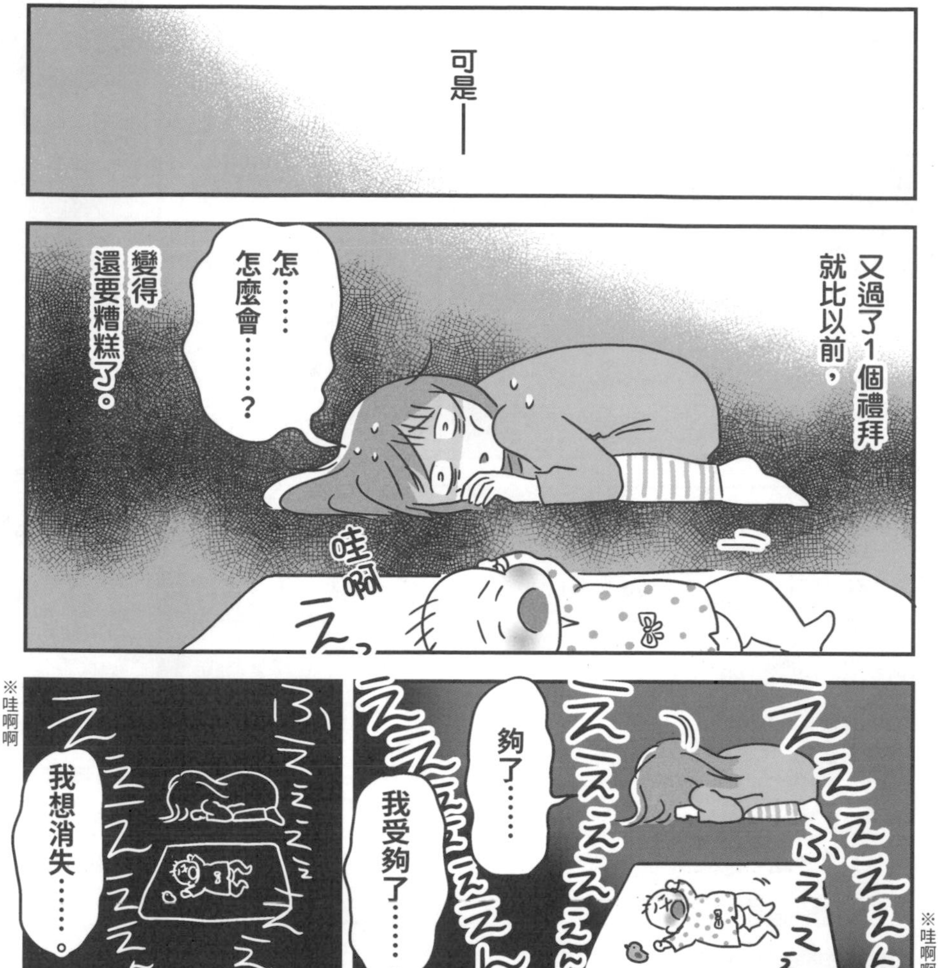
可是——
又過了1個禮拜
就比以前，
變得
還要糟糕了。
怎……
怎麼會……？
哇啊
夠了……
我受夠了……。
※哇啊啊
我想消失……。
※哇啊啊

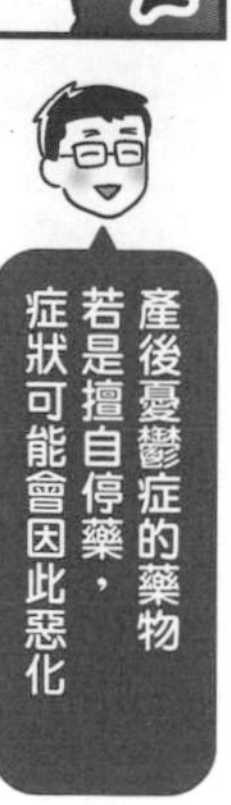

產後憂鬱症的藥物若是擅自停藥，症狀可能會因此惡化

很多餵母乳的患者都不太願意吃藥。藥物所含的成分確實會進入母乳中，但這些成分非常安全而且含量極少，並不會造成問題，所以不用擔心寶寶會受到任何影響。再說，醫師在開立處方時，也會考慮到媽媽餵母乳這件事，因此若有疑慮，不妨直接問清楚。

其實產後憂鬱症的藥物若是中途停藥，很容易出現反彈效應。患者的症狀通常起伏不定，如果沒有一邊觀察情況，一邊慢慢減藥的話，狀況有可能會比之前更糟糕。即使狀況良好，大多也要持續服藥一段期間才行，千萬不要擅自判斷，隨意停藥或減藥喔。

CASE S

市面上的藥物沒有效

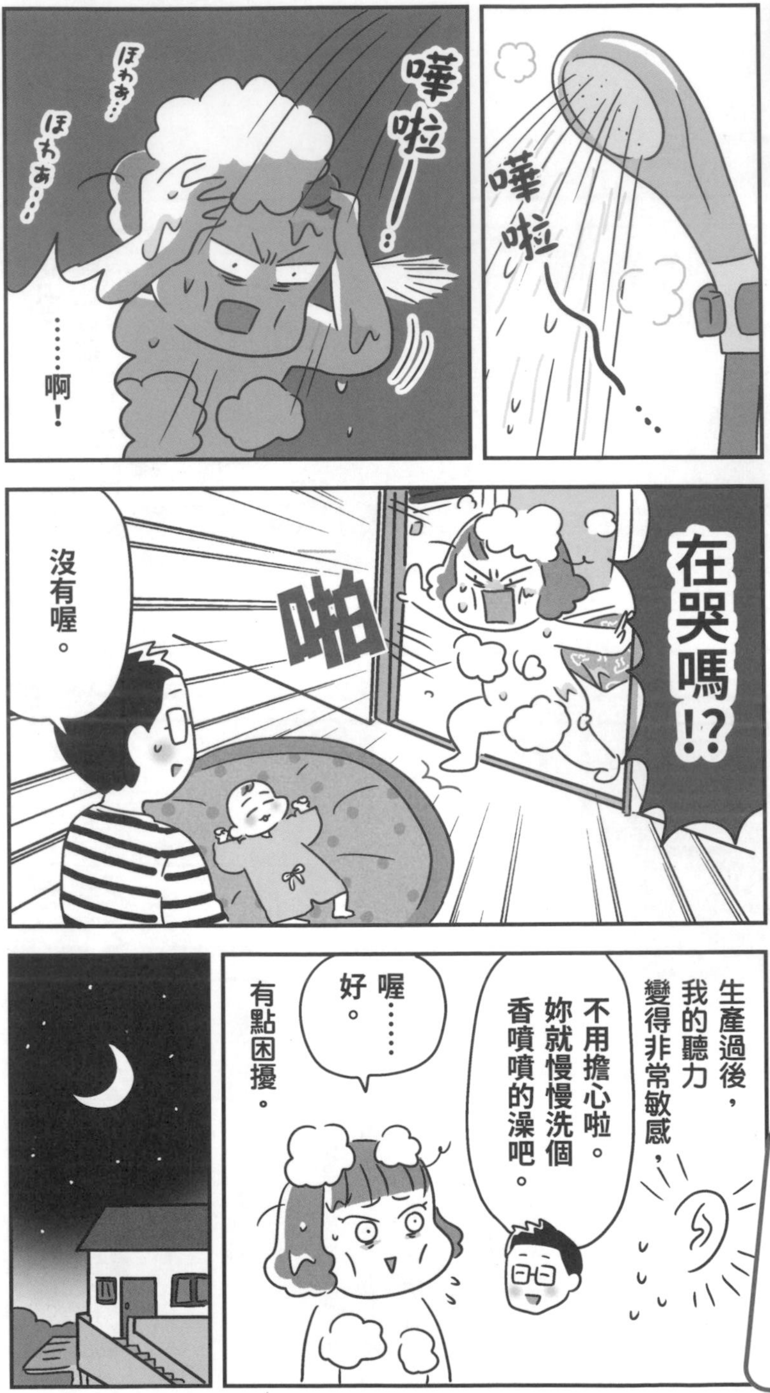

嘩啦
嘩啦—!
ほわぁ…
ほわぁ…
……啊!
在哭嗎!?
啪
沒有喔。
生產過後，我的聽力變得非常敏感，
不用擔心啦。妳就慢慢洗個香噴噴的澡吧。
喔……好。
有點困擾。

※哇啊啊

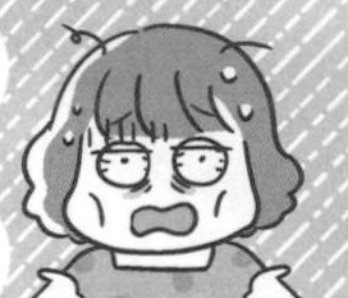

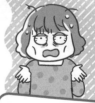

DATA

花梨小姐
29歲

長期睡眠不足。想去醫院拿藥，但是卻被朋友說「餵母奶這段期間不可以隨便吃藥」。

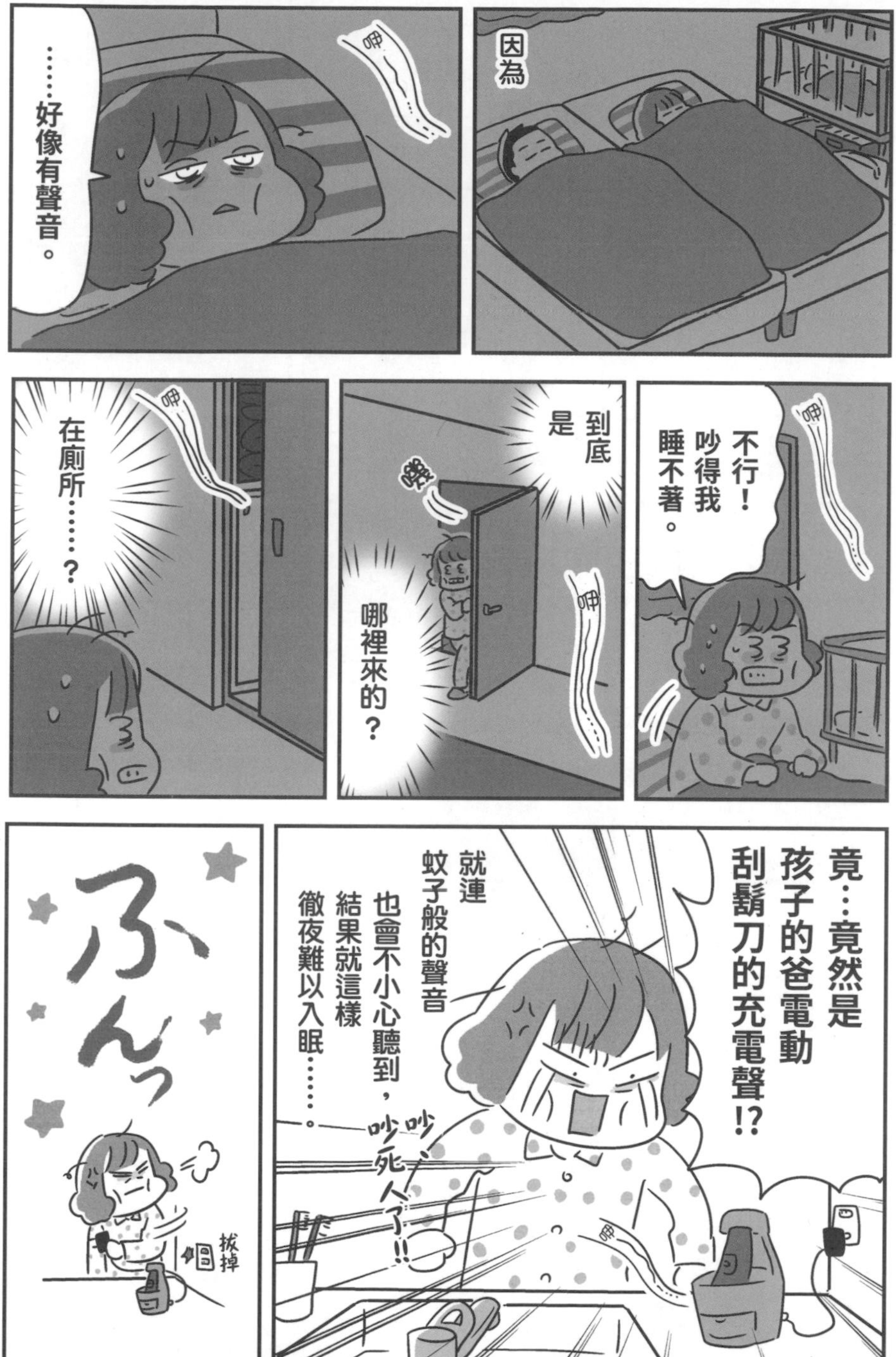

因為
嗶
……好像有聲音。
嗶
不行！吵得我睡不著。
到底是哪裡來的？
嗶
嗶
在廁所……？
嗶
竟…竟然是孩子的爸電動刮鬍刀的充電聲!?
就連蚊子般的聲音也會不小心聽到，結果就這樣徹夜難以入眠……。
吵、吵死人了!!
嗶
ふんっ
拔掉

※哼

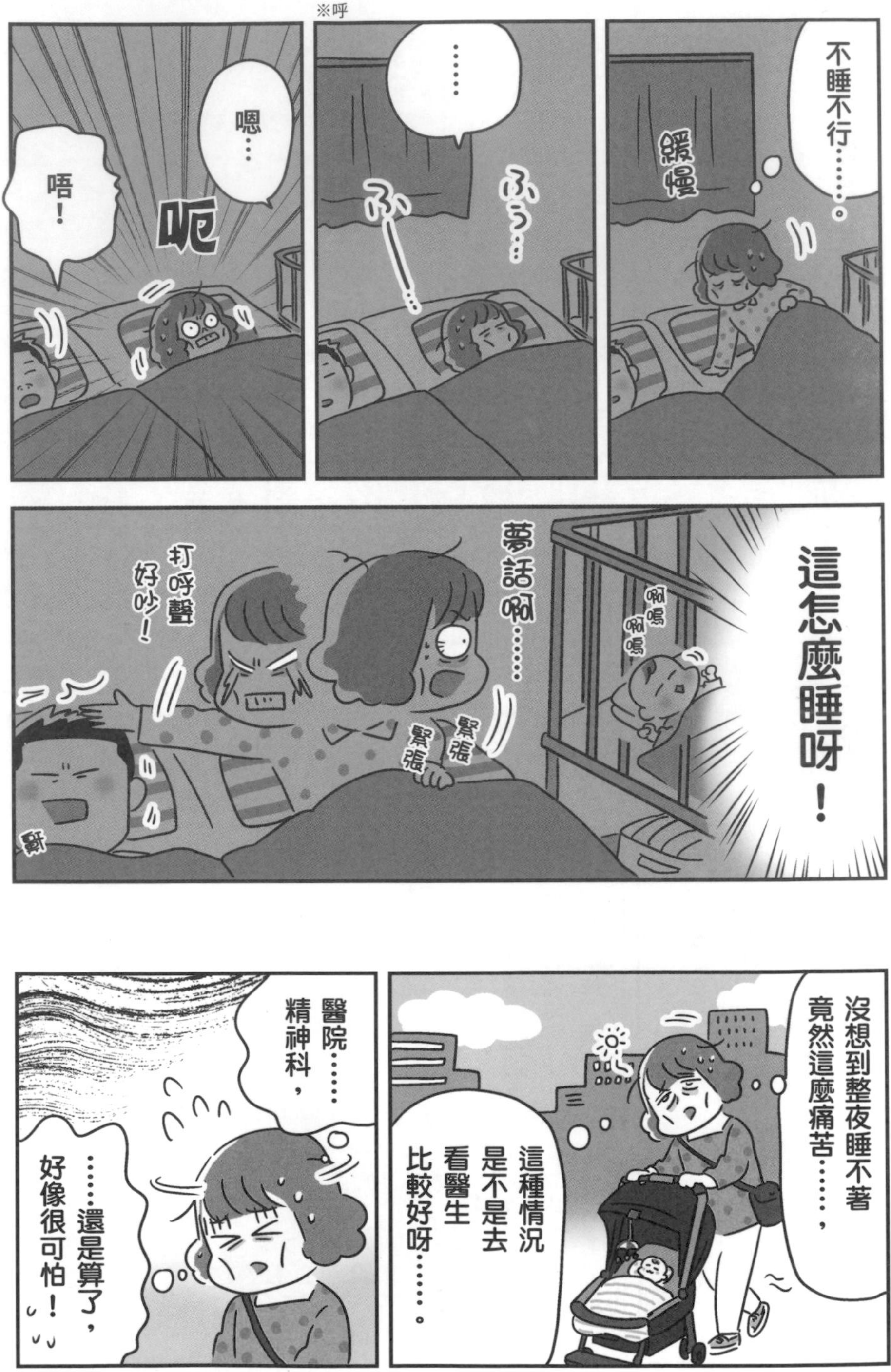

※呼
不睡不行……。
緩慢
……
ふう…
ふー…!
嗯…
唔!
呃
這怎麼睡呀!
啊嗚
啊嗚
夢話啊……
打呼聲
好吵!
緊張
緊張
鼾
沒想到整夜睡不著
竟然這麼痛苦……,
這種情況
是不是去
看醫生
比較好呀……。
醫院……
精神科,
……還是算了,
好像很可怕!

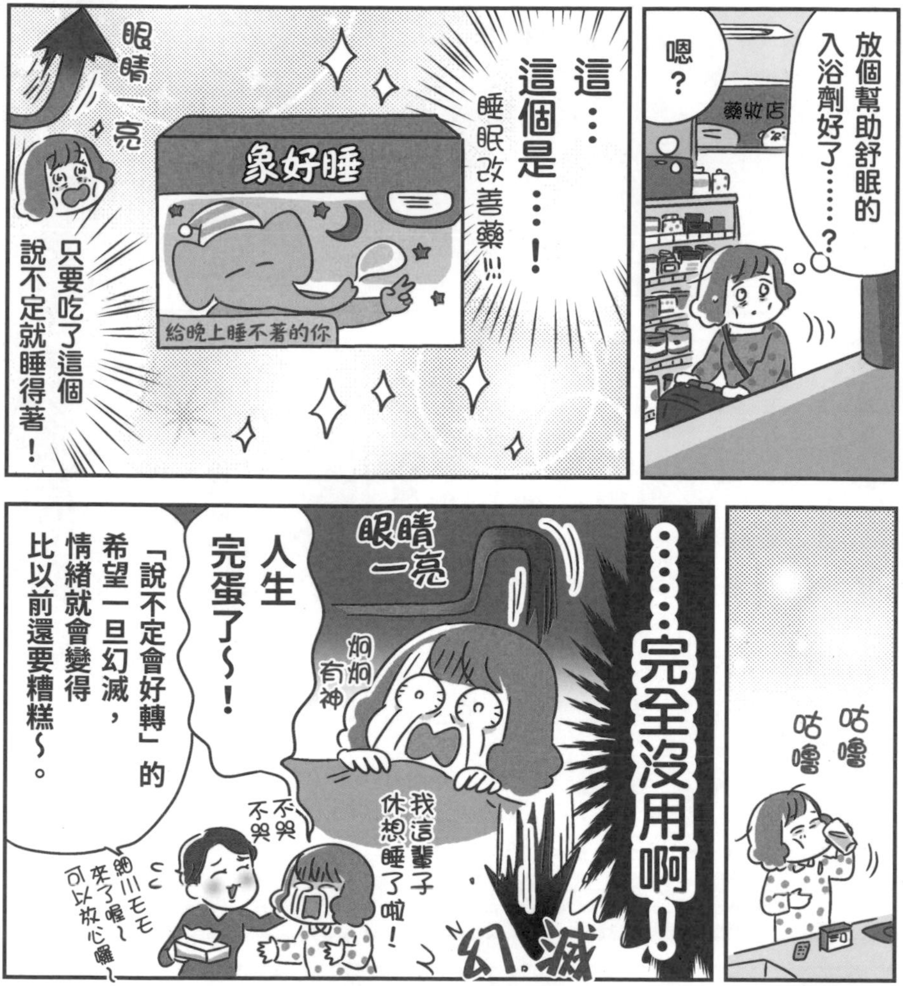
放個幫助舒眠的入浴劑好了……？
嗯？
藥妝店
這…這個是…！
睡眠改善藥!!
象好睡
給晚上睡不著的你
眼睛一亮
只要吃了這個說不定就睡得著！
咕嚕咕嚕
……完全沒用啊！
眼睛一亮
炯炯有神
幻滅
我這輩子休想睡了啦！
不哭不哭
細川モモ來了喔～可以放心囉～
人生完蛋了～！
「說不定會好轉」的希望一旦幻滅，情緒就會變得比以前還要糟糕～。

市售的睡眠改善藥和醫院處方的安眠藥要分開看待

若是因爲產後憂鬱症而夜夜無法入眠的話，醫院開立的處方藥應該會比市面上的成藥要來得好。市售的睡眠改善藥與睡眠輔助藥通常與醫院開立的「安眠藥」不同，因爲醫院會根據每個患者的失眠類型與症狀開出最適合的安眠藥。

醫師在開立藥物給產後患者時，一定會先確認對方是否需要哺餵母乳。對藥物若有任何疑慮，一定要直接請教醫師或藥劑師，千萬不要客氣。

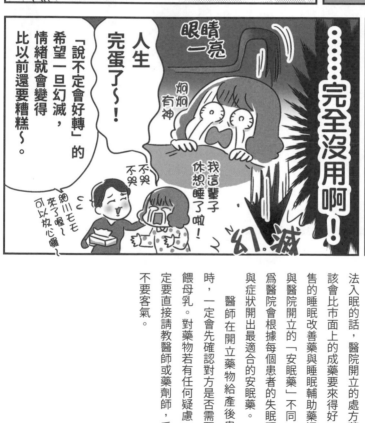

CASE 6

就是想要餵母乳

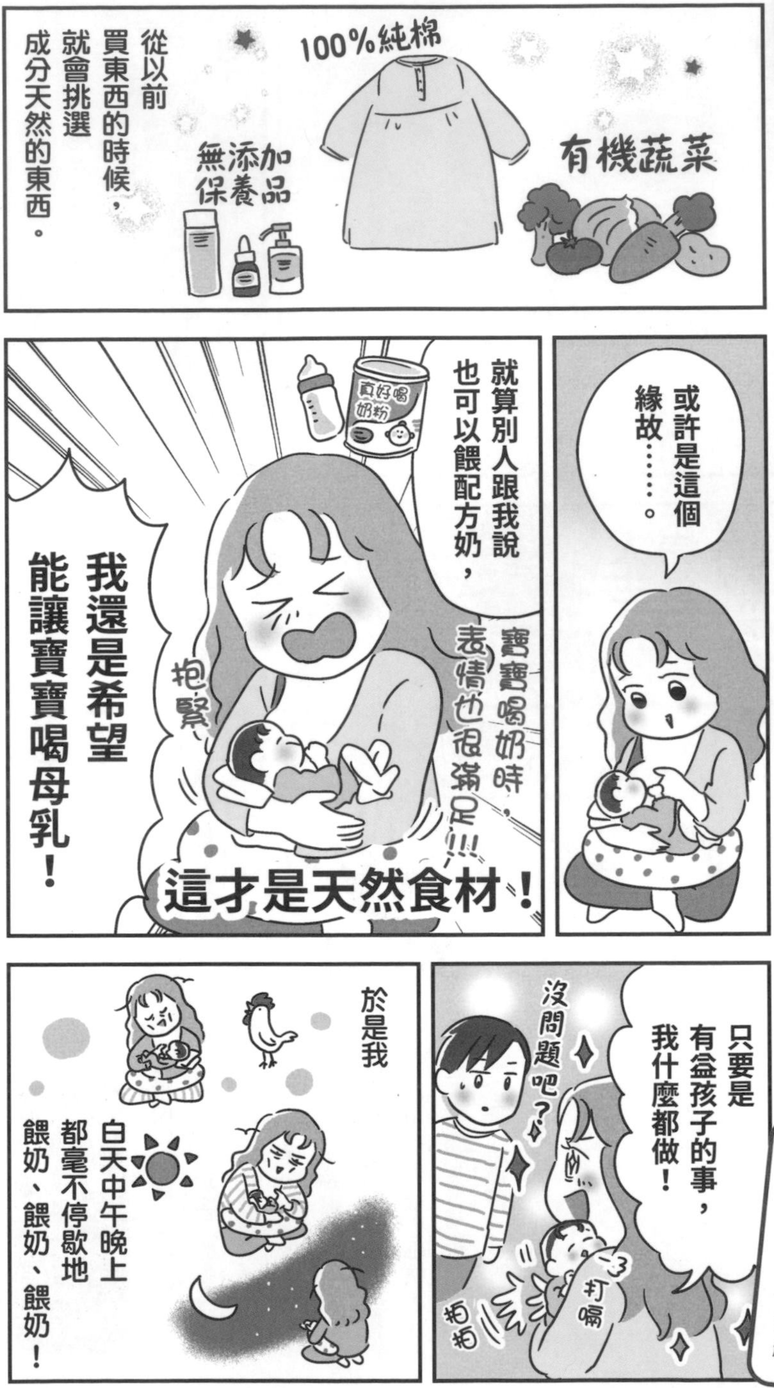
從以前買東西的時候，就會挑選成分天然的東西。
100%純棉
有機蔬菜
無添加保養品
或許是這個緣故……。
就算別人跟我說也可以餵配方奶，
真好喝奶粉
寶寶喝奶時，表情也很滿足!!!
抱緊
我還是希望能讓寶寶喝母乳！
這才是天然食材！
只要是有益孩子的事，我什麼都做！
沒問題吧？
打嗝
拍拍
於是我
白天中午晚上都毫不停歇地餵奶、餵奶、餵奶！

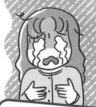

DATA

麻衣小姐
30歲

生完孩子之後，心情一直很糟，連原本期待的母乳親餵也不太順利，整個人的情緒因此越來越低落。

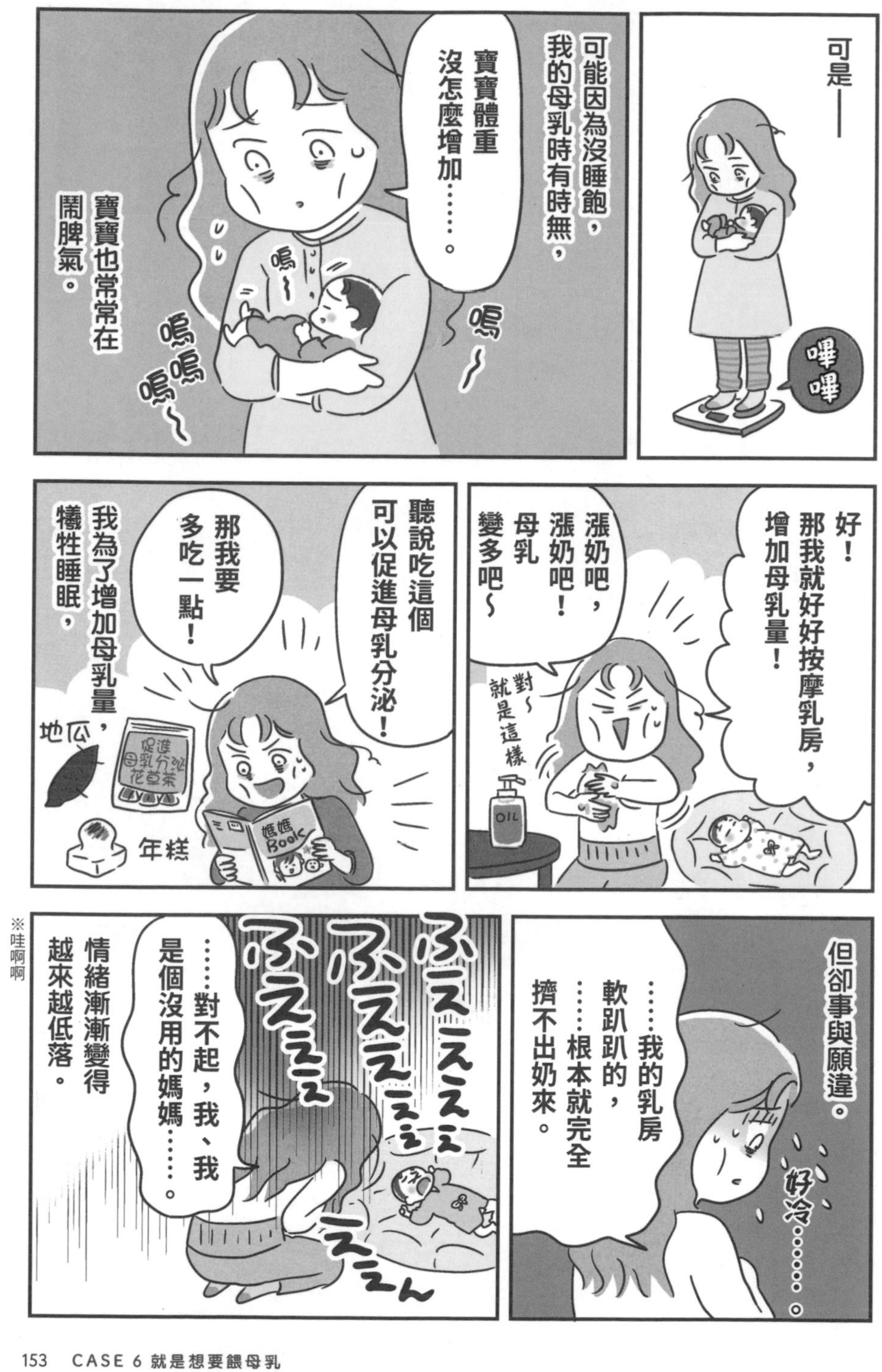
可是——
嗶嗶
可能因為沒睡飽，我的母乳時有時無，
寶寶體重沒怎麼增加……。
寶寶也常常在鬧脾氣。
嗚～
嗚～
嗚嗚嗚～
好！那我就好好按摩乳房，增加母乳量！
漲奶吧，漲奶吧！母乳變多吧～
對～就是這樣
OIL
聽說吃這個可以促進母乳分泌！
那我要多吃一點！
我為了增加母乳量，犧牲睡眠，
促進母乳分泌花草茶
地瓜
年糕
媽媽Book
但卻事與願違。
……我的乳房軟趴趴的，……根本就完全擠不出奶來。
好冷………。
ふえええええ
ふえええええ
ふえええええ
えええん
……對不起，我、我是個沒用的媽媽……。
情緒漸漸變得越來越低落。
※哇啊啊

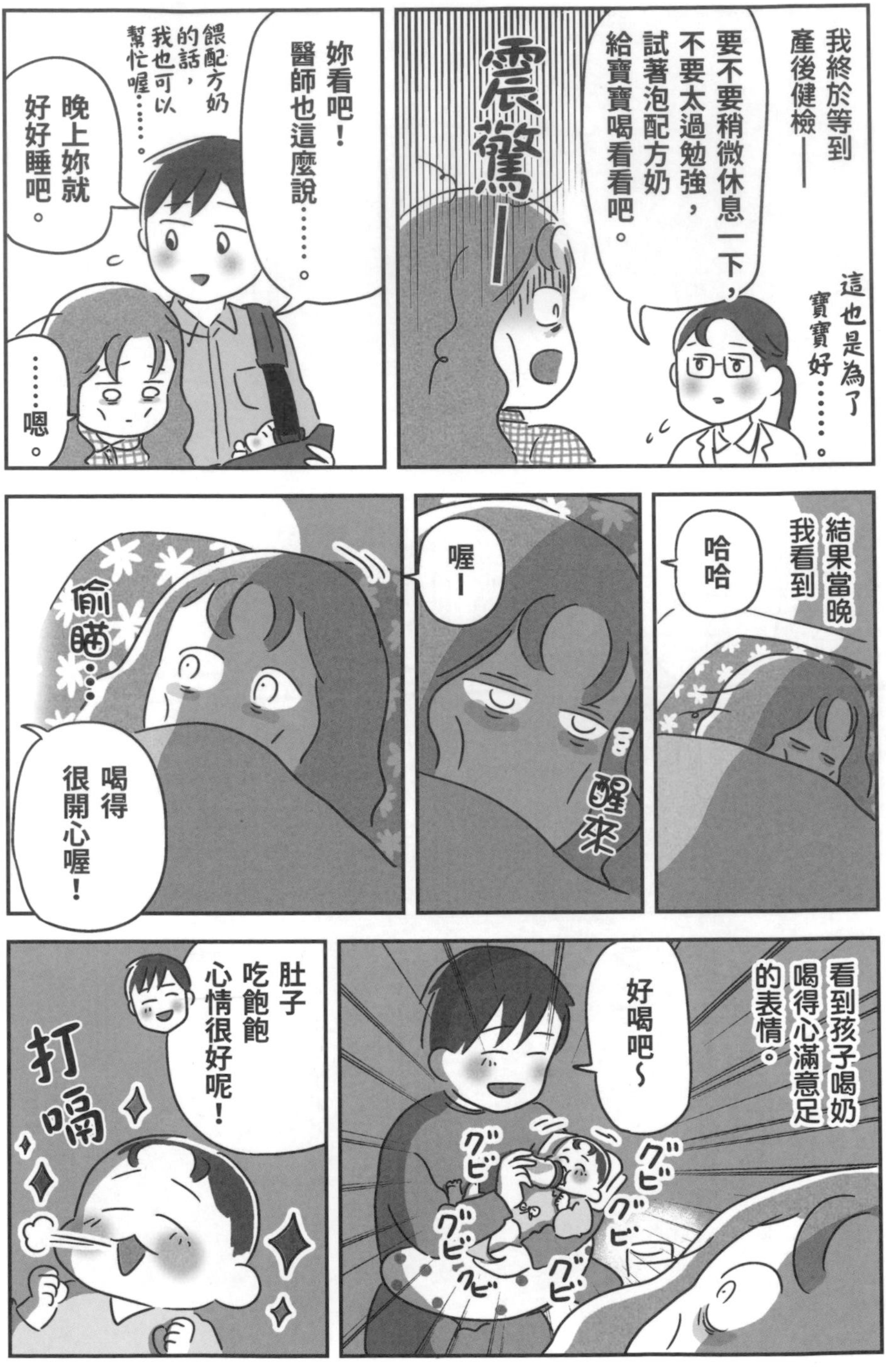
我終於等到產後健檢——
這也是為了寶寶好……。
要不要稍微休息一下，不要太過勉強，試著泡配方奶給寶寶喝看看吧。
震驚—
妳看吧！醫師也這麼說……。
餵配方奶的話，我也可以幫忙喔……。
晚上妳就好好睡吧。
……嗯。
結果當晚我看到
哈哈
喔—
醒來
偷瞄……
喝得很開心喔！
看到孩子喝奶喝得心滿意足的表情。
好喝吧～
グビ
グビ
グビ
グビ
グビ
グビ
肚子吃飽飽心情很好呢！
打嗝
※咕嚕咕嚕

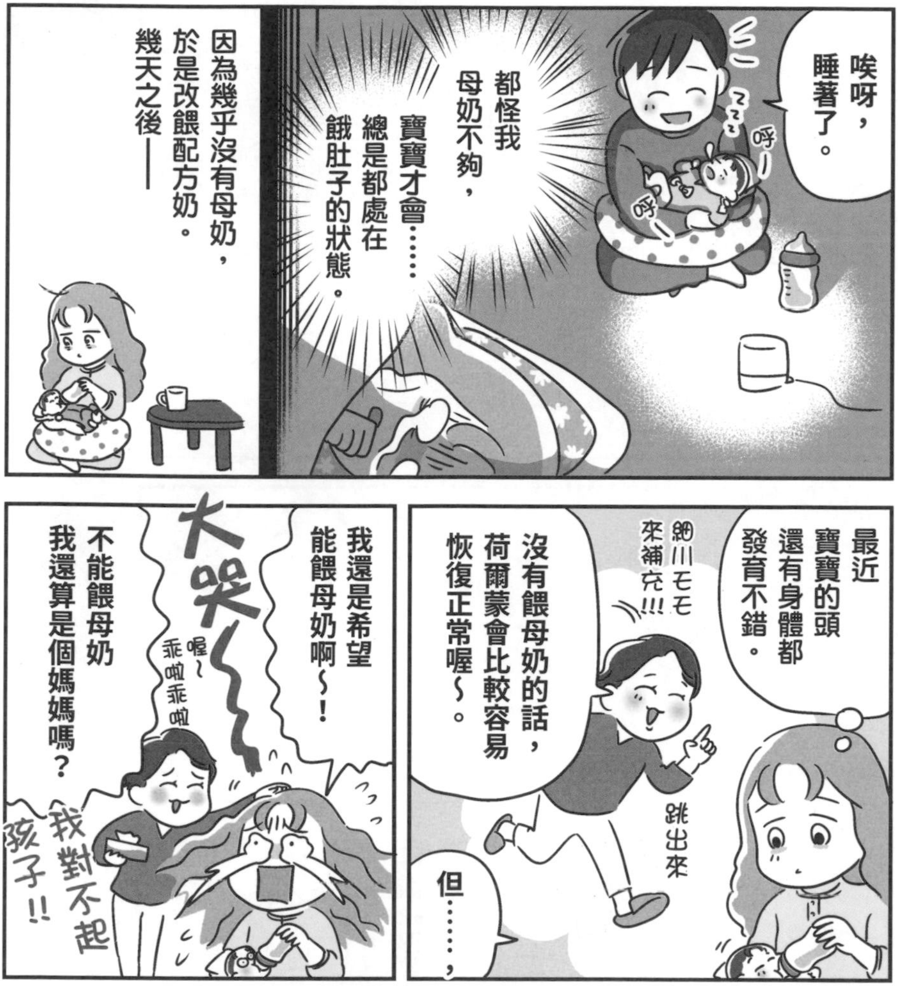

唉呀，睡著了。
呼～
呼～
都怪我母奶不夠，寶寶才會……總是都處在餓肚子的狀態。
因為幾乎沒有母奶，於是改餵配方奶。幾天之後——
最近寶寶的頭還有身體都發育不錯。
細川モモ來補充!!!
沒有餵母奶的話，荷爾蒙會比較容易恢復正常喔～。
跳出來
但……，
我還是希望能餵母奶啊～！
大哭
喔～乖啦乖啦
不能餵母奶我還算是個媽媽嗎？
我對不起孩子!!

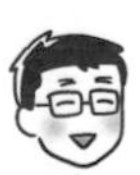

堅持餵母奶卻因此得了憂鬱症，這樣反而本末倒置

產後憂鬱症的不當應對方式，就是硬逼著當事人「要這樣做」，或是「這個不行」。請記住一個重點——尊重本人的感受，好好想想自己能爲對方做什麼。因此，旁人應該懂得尊重媽媽想餵寶寶喝母乳的念頭。但是身爲母親的人如果一直糾結在「無法餵母奶就沒有資格當媽媽」的話，只會讓憂鬱症的病情更加嚴重。在這種情況之下，媽媽不妨稍微放鬆一下心情。

爲了讓味道盡量接近母乳，配方奶的成分都經過調整。使用配方奶同時還能讓他人幫忙餵奶。若是覺得餵母奶會造成負擔的話，考慮餵配方奶會是一個不錯的選項。

CASE 7

丈夫的工作也被影響了

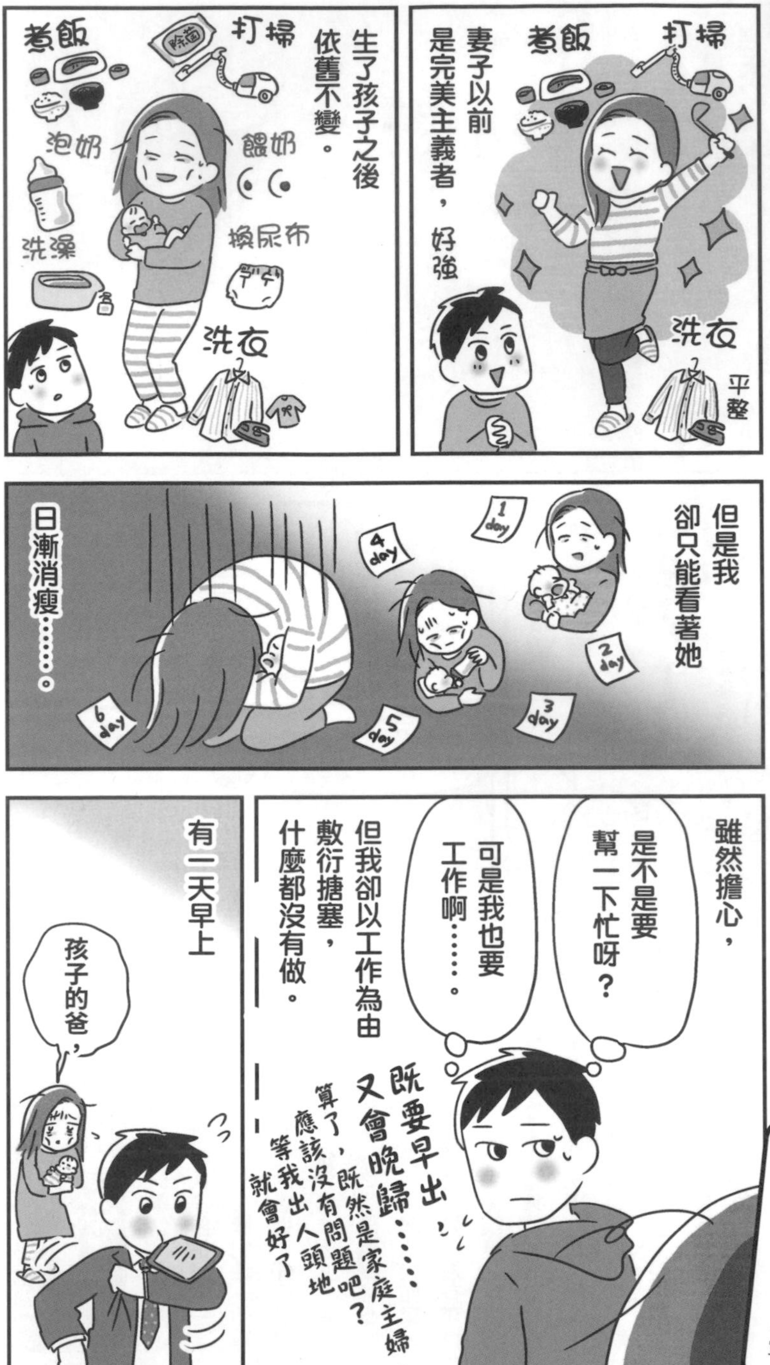
妻子以前是完美主義者，好強
煮飯
打掃
洗衣
平整
生了孩子之後依舊不變。
煮飯
打掃
除菌
泡奶
餵奶
換尿布
洗澡
洗衣
但是我卻只能看著她
1 day
2 day
3 day
4 day
5 day
6 day
日漸消瘦……。
雖然擔心，
是不是要幫一下忙呀？
可是我也要工作啊……。
但我卻以工作為由敷衍搪塞，什麼都沒有做。
既要早出又會晚歸……，
算了，既然是家庭主婦，應該沒有問題吧？等我出人頭地就會好了
有一天早上
孩子的爸，

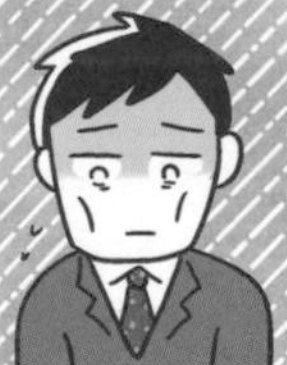

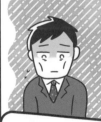

DATA

翔一先生
37歲

網路媒體的編輯。雖然很想幫忙照顧寶寶，卻因爲工作忙碌常常不在家中，於是妻子只能孤軍奮鬥……。

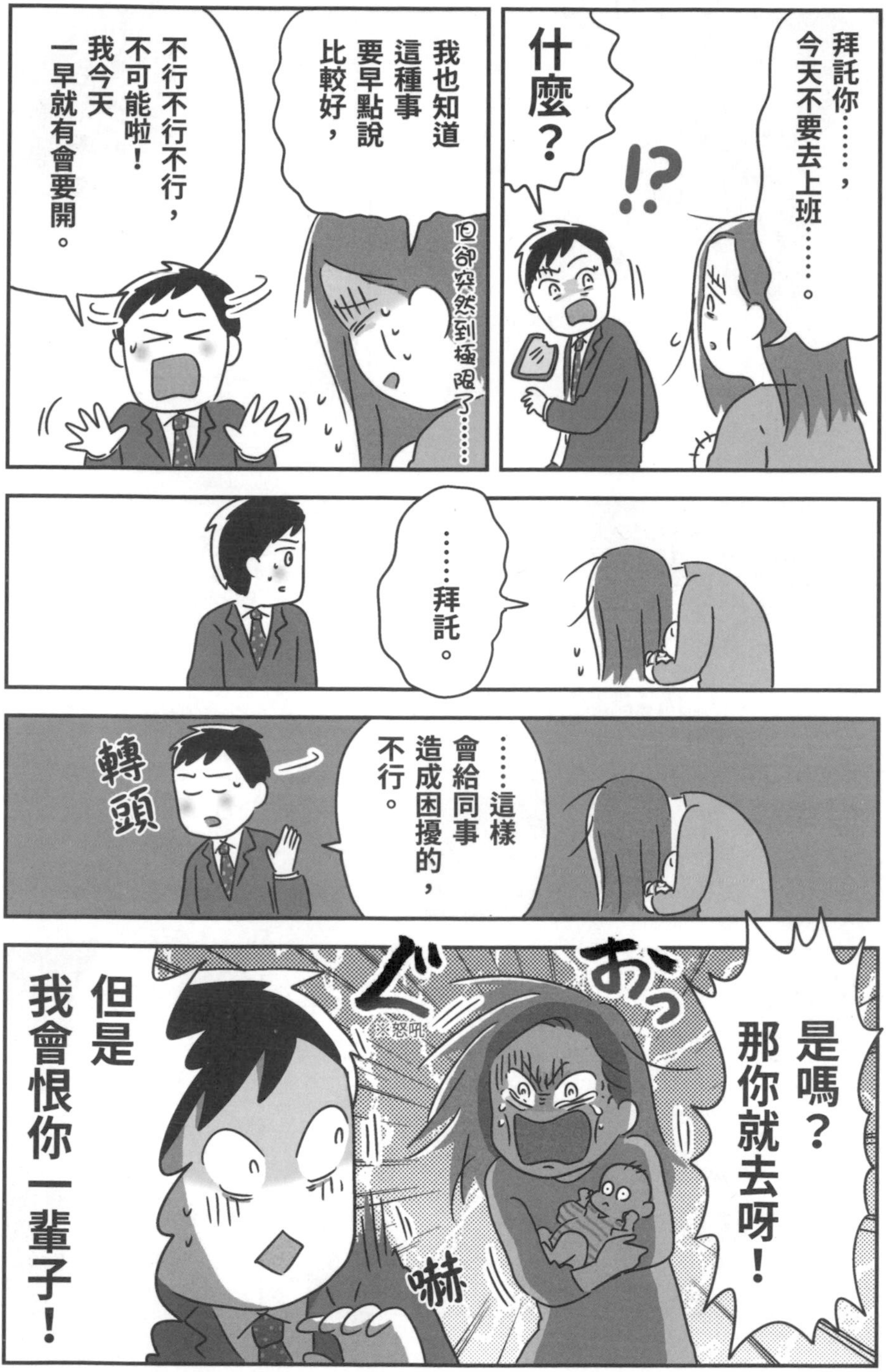
拜託你……，今天不要去上班……。
!?
什麼？
我也知道這種事要早點說比較好，
但卻突然到極限了……
不行不行不行，不可能啦！我今天一早就有會要開。
……拜託。
……這樣會給同事造成困擾的，不行。
轉頭
是嗎？那你就去呀！
どおっ
※怒吼
嚇
但是我會恨你一輩子！

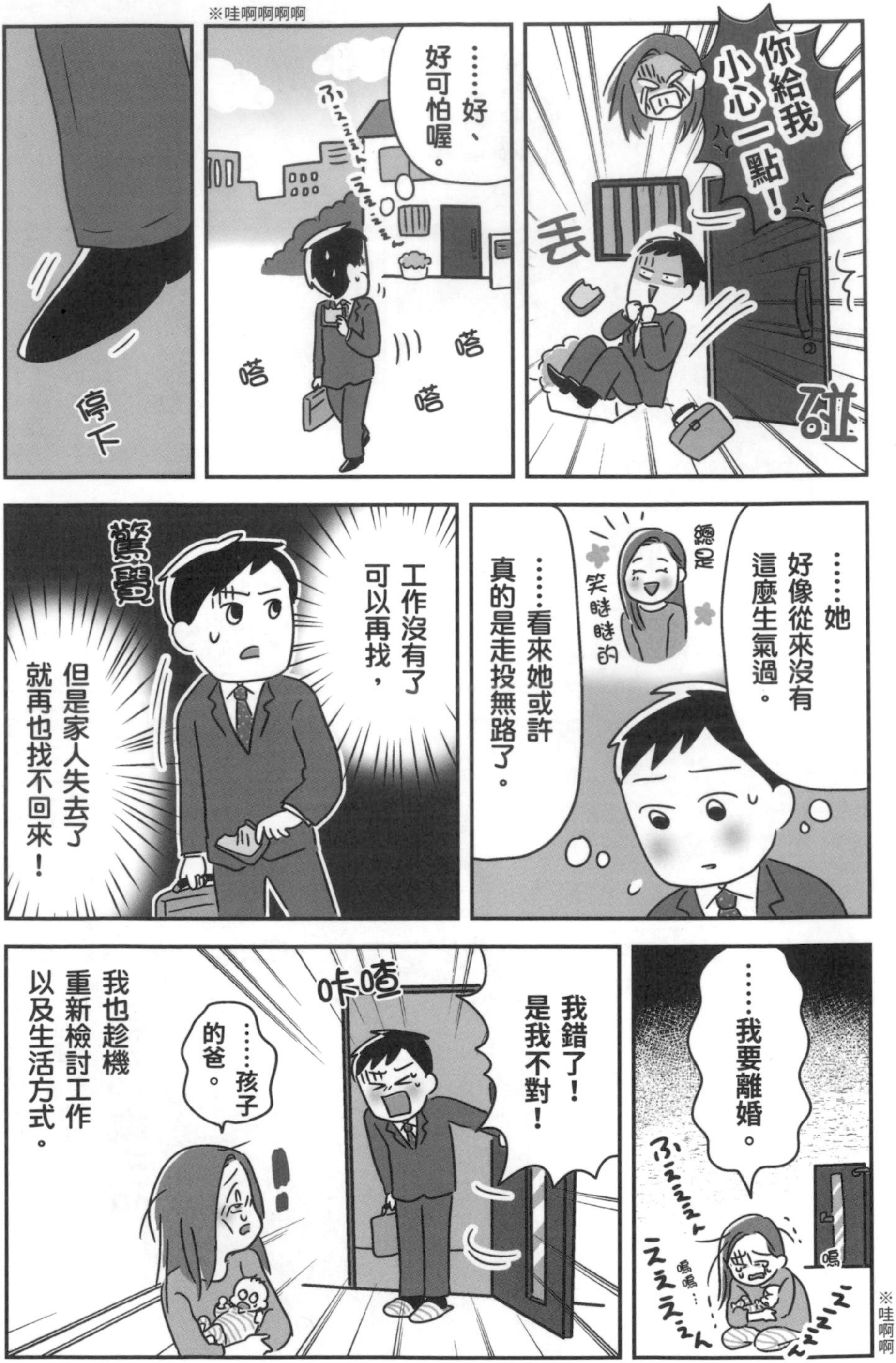
你給我小心一點！
丟
碰
……好、好可怕喔。
ふえええん ええええん
嗒
嗒
嗒
※哇啊啊啊啊
停下
……她好像從來沒有這麼生氣過。
總是笑瞇瞇的
……看來她或許真的是走投無路了。
驚覺
工作沒有了可以再找，
但是家人失去了就再也找不回來！
……我要離婚。
ふえええええん
嗚
嗚嗚…
ええええん
ええええん
※哇啊啊
咔嗒
我錯了！是我不對！
……孩子的爸。
我也趁機重新檢討工作以及生活方式。

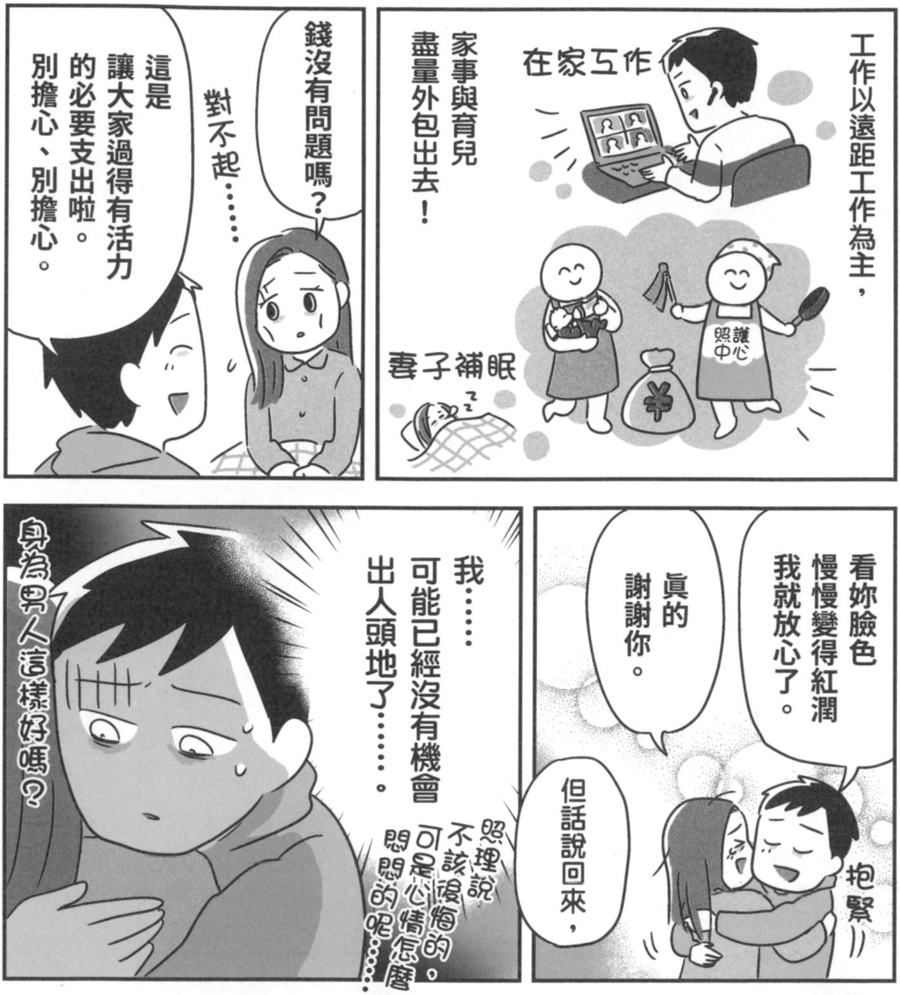
工作以遠距工作為主，
在家工作
家事與育兒盡量外包出去！
照護中心
妻子補眠
錢沒有問題嗎？
對不起……
這是讓大家過得有活力的必要支出啦。別擔心、別擔心。
看妳臉色慢慢變得紅潤我就放心了。
真的謝謝你。
抱緊
但話說回來，
我……可能已經沒有機會出人頭地了……。
照理說不該後悔的，可是心情怎麼悶悶的呢……
身為男人這樣好嗎？

都全職主婦了還這樣？只要一起照顧孩子，就會明白喔

雖然不覺得妻子在家很輕鬆，但既然是全職的家庭主婦，爲什麼會沒辦法照顧孩子呢？有這種想法的男性其實超乎想像的多。但是只要試著與新生兒獨處1天，應該就會切身感受到這不是一件容易的事。因爲媽媽是在身體尚未完全康復的情況之下，一直在做著這份照顧寶寶的「工作」，而且是一個人扛起家務和育兒，根本就是超人。

至於男性，社會上對他們的形象有既定的期待。一旦牽扯到育兒，他們的內心說不定也萌生「身爲男人到底該怎麼做」的矛盾或掙扎。每個家庭的做法應該都會有所不同，但是千萬不要避而不談，一定要共同尋找最佳對策。

CASE 8 爸爸會得產後憂鬱症?

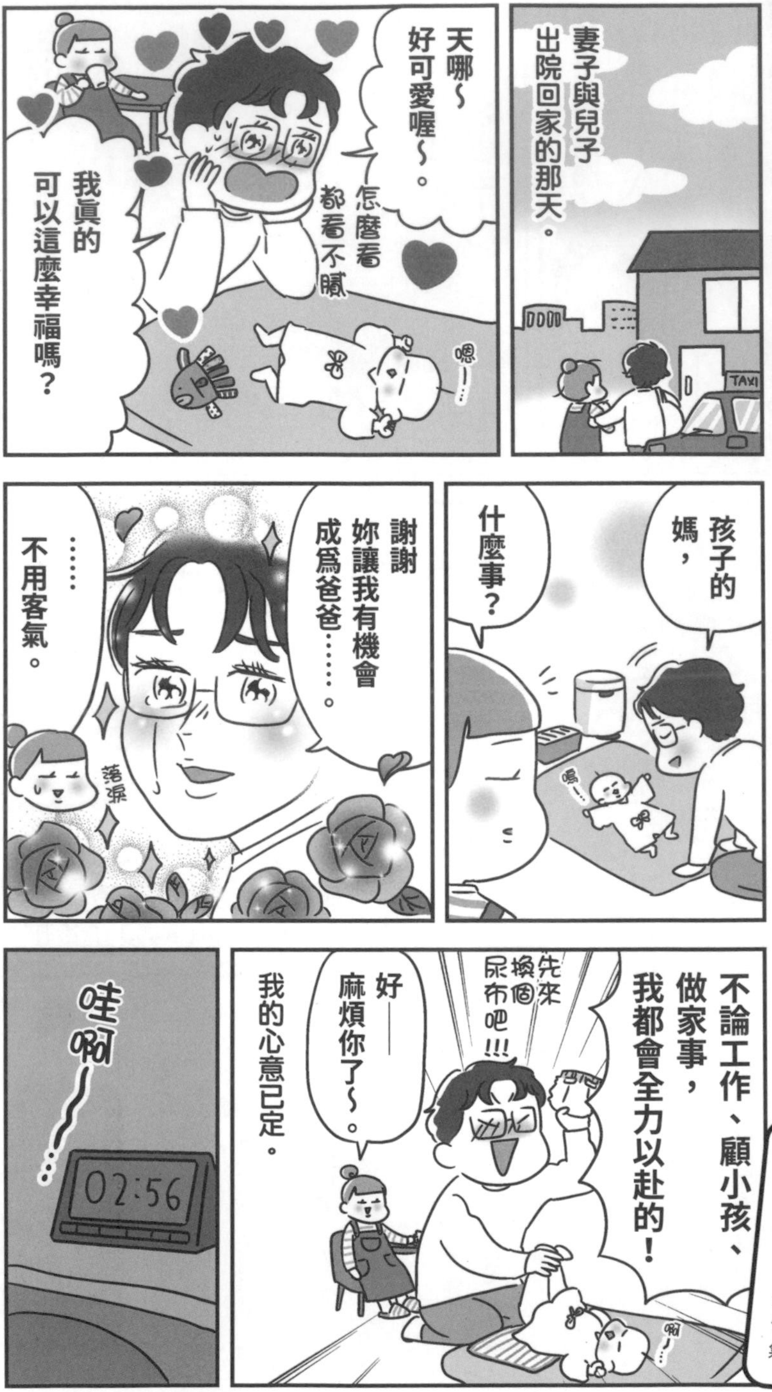
妻子與兒子出院回家的那天。
TAXI
天哪~好可愛喔~。
怎麼看都看不膩
嗯—…
我真的可以這麼幸福嗎?
孩子的媽,
什麼事?
嗯…
謝謝妳讓我有機會成爲爸爸……。
……不用客氣。
落淚
不論工作、顧小孩、做家事,我都會全力以赴的!
先來換個尿布吧!!!
好——麻煩你了~。
我的心意已定。
啊—…
哇啊~~……
02:56

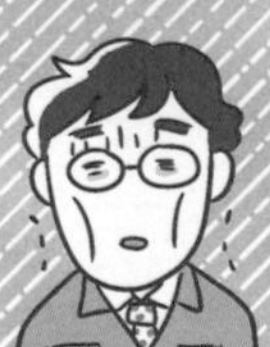

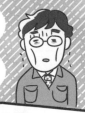

DATA

良太先生
34歲

我非常愛我的孩子,而且很努力地幫個性粗枝大葉的妻子照顧寶寶,但是最近卻開始感到有氣無力。

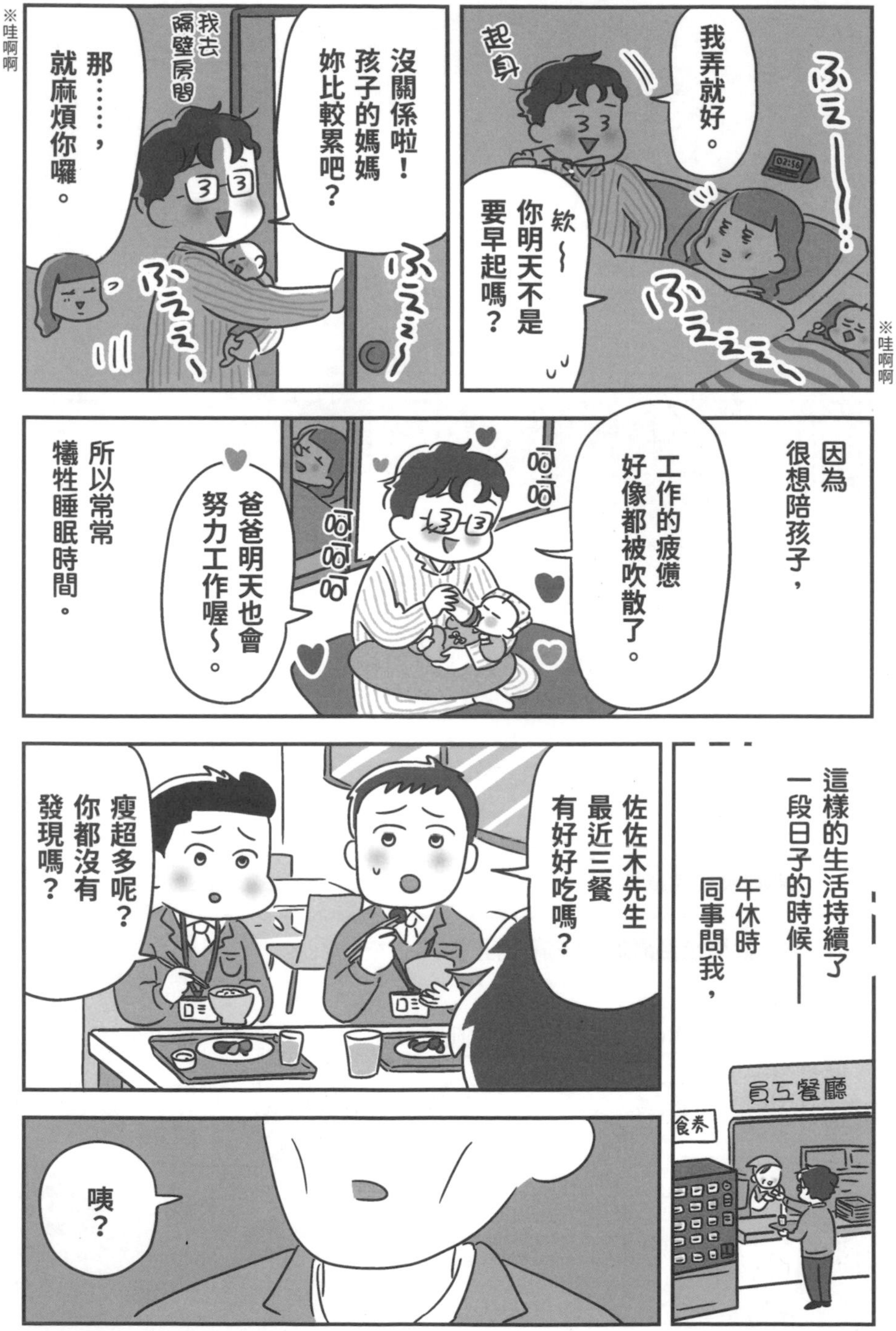
ふえ〜〜…!
※哇啊啊
我弄就好。
起身
欸〜你明天不是要早起嗎？
ふえええ〜
沒關係啦！孩子的媽媽妳比較累吧？
我去隔壁房間
那……，就麻煩你囉。
ふえぇ〜
ふえぇ〜
※哇啊啊
因為很想陪孩子，
工作的疲憊好像都被吹散了。
呵呵
呵呵呵
爸爸明天也會努力工作喔〜。
所以常常犧牲睡眠時間。
這樣的生活持續了一段日子的時候——
午休時同事問我，
員工餐廳
食券
佐佐木先生最近三餐有好好吃嗎？
瘦超多呢？你都沒有發現嗎？
咦？

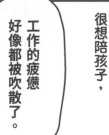

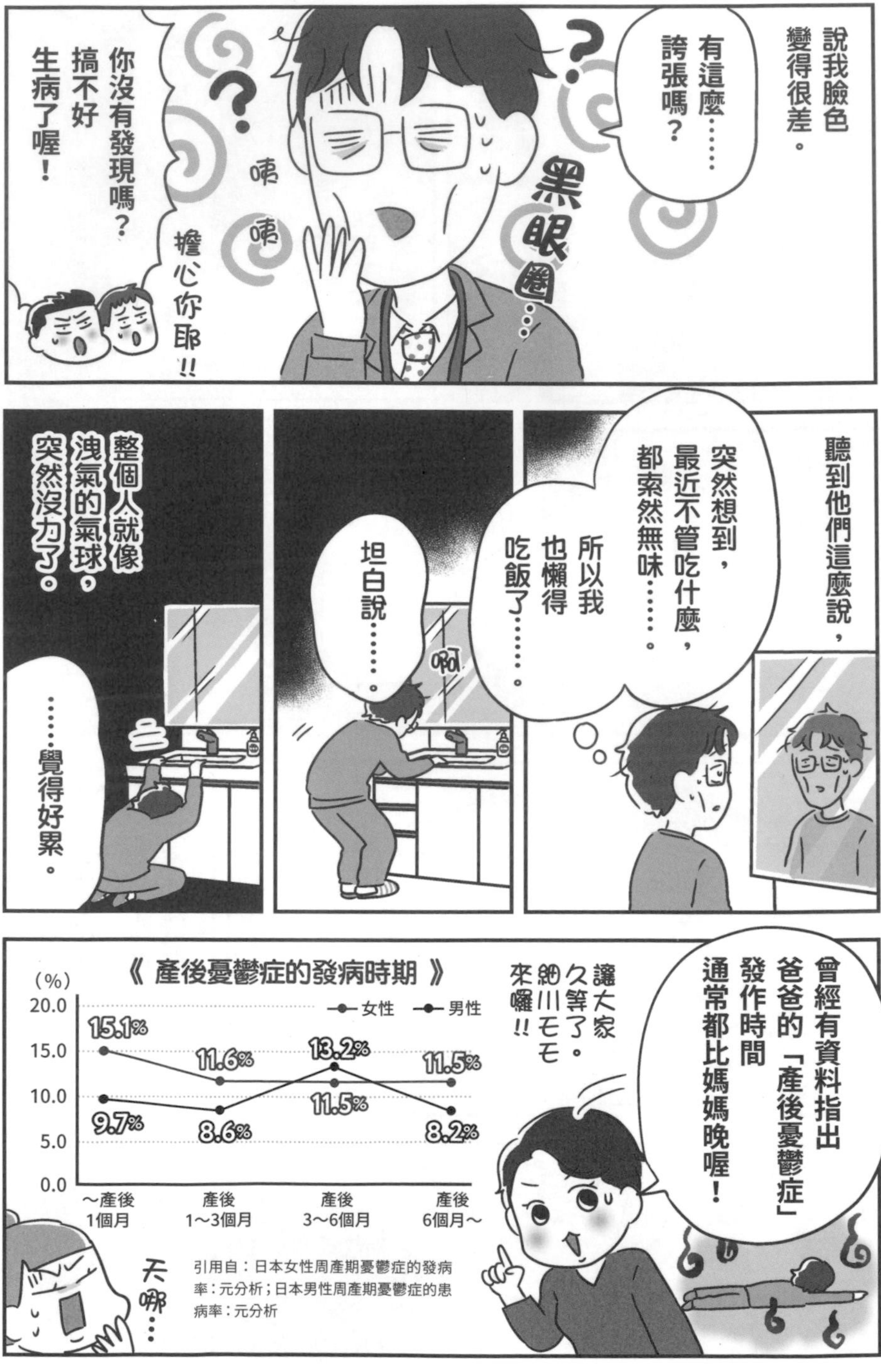
說我臉色變得很差。
有這麼……誇張嗎？
黑眼圈……
唷 唷
你沒有發現嗎？搞不好生病了喔！
擔心你耶!!
聽到他們這麼說，
突然想到，最近不管吃什麼，都索然無味……。
所以我也懶得吃飯了……。
坦白說……。
啊
整個人就像洩氣的氣球，突然沒力了。
……覺得好累。
曾經有資料指出爸爸的「產後憂鬱症」發作時間通常都比媽媽晚喔！
讓大家久等了。細川モモ來囉!!
《產後憂鬱症的發病時期》
(%)
20.0
15.0
10.0
5.0
0.0
女性
男性
15.1%
11.6%
13.2%
11.5%
9.7%
8.6%
11.5%
8.2%
～產後1個月
產後1～3個月
產後3～6個月
產後6個月～
引用自：日本女性周產期憂鬱症的發病率：元分析；日本男性周產期憂鬱症的患病率：元分析
天哪…

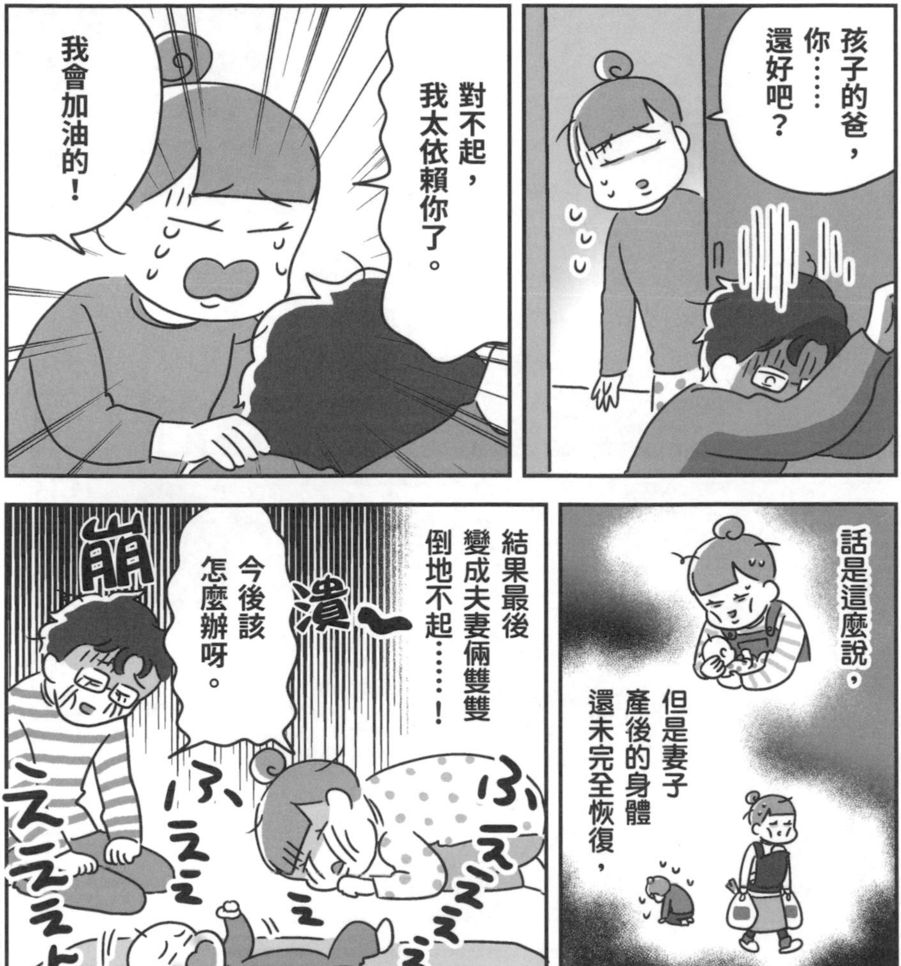
孩子的爸，
你……
還好吧？
對不起，
我太依賴你了。
我會加油的！
話是這麼說，
但是妻子
產後的身體
還未完全恢復，
結果最後
變成夫妻倆雙雙
倒地不起……！
今後該
怎麼辦呀。
潰～
崩

※哇啊啊

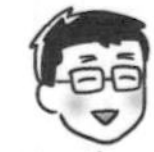

男性若沒有察覺到自己的產後憂鬱症，有可能導致病情惡化

沒有生孩子卻有產後憂鬱症？這句話雖然矛盾但所言不虛，男性確實也會得到產後憂鬱症。最近的新手爸媽教室也開始呼籲男性「寶寶出生後，若是覺得自己身體不適，請務必前來諮詢」。

男性有時並不覺得自己會得到產後憂鬱症，而結果導致症狀加重。如果感到身體不適，不妨以第29頁的2個項目測試一下。只要其中一項圈選的答案是「有」，就表示可能生病了。很多熱中於照顧寶寶的家庭主夫得到產後憂鬱症，所以當爸爸的也不要過度勉強自己，別忘了自我照護很重要。

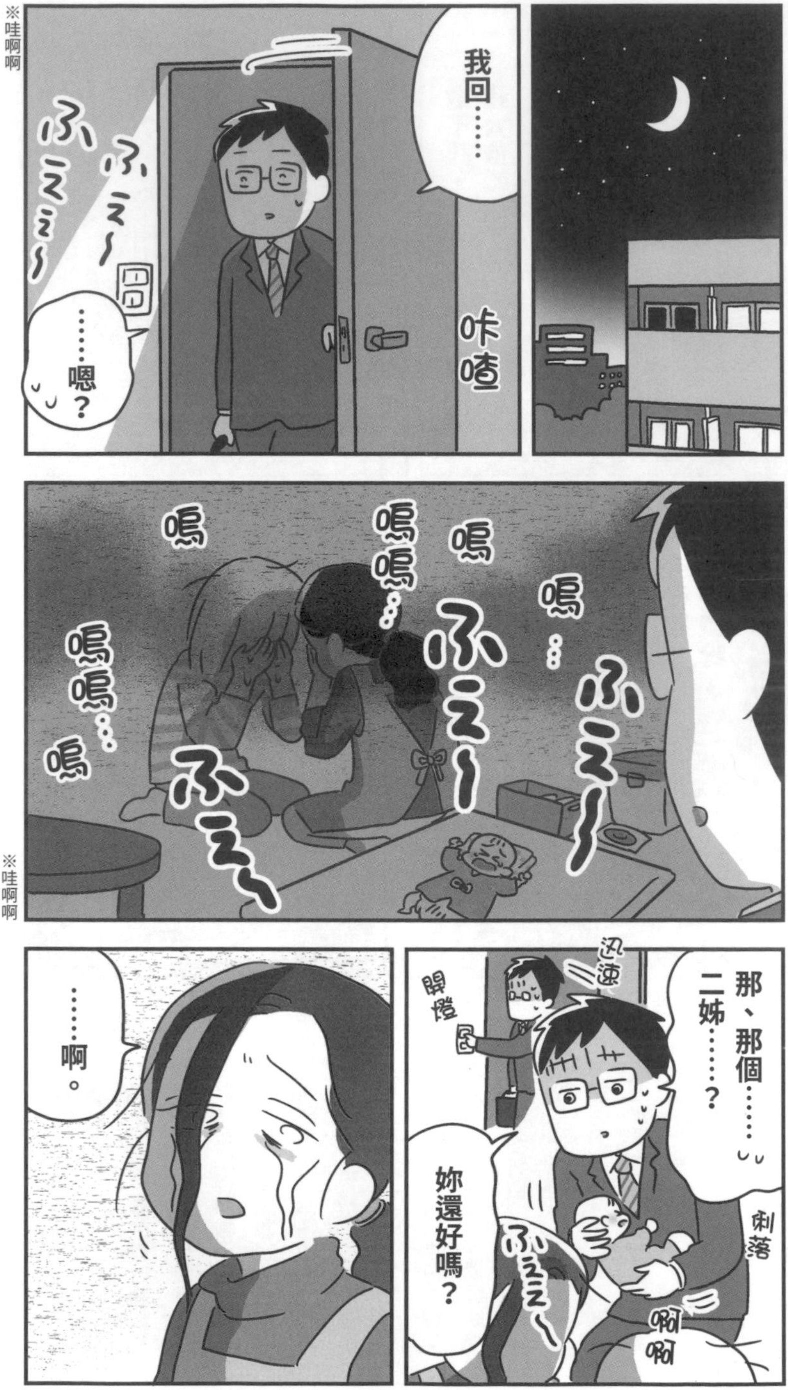

產後憂鬱症是可以克服的

美崎家庭陷入絕境！
怎麼辦!?怎麼辦呢!?

（▼接續第11頁的發展）

※哇啊啊

我回……

咔嚓

……嗯？

嗚

嗚嗚……

嗚…

嗚嗚…嗚

※哇啊啊

……啊。

那、那個……

二姊……？

妳還好嗎？

迅速

開燈

刺落

OPOI OPOI

※哇啊啊

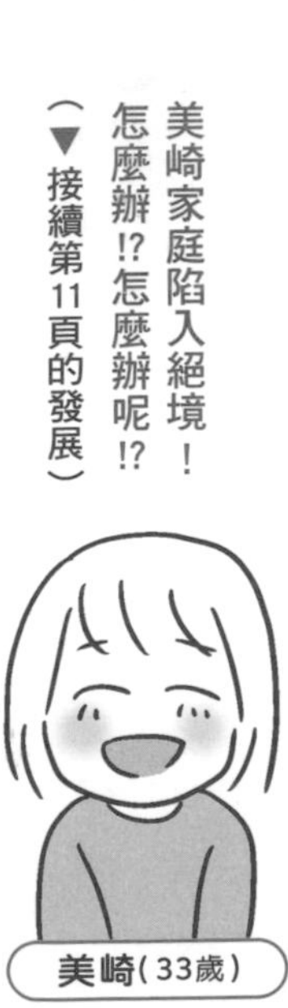

美崎（33歲）

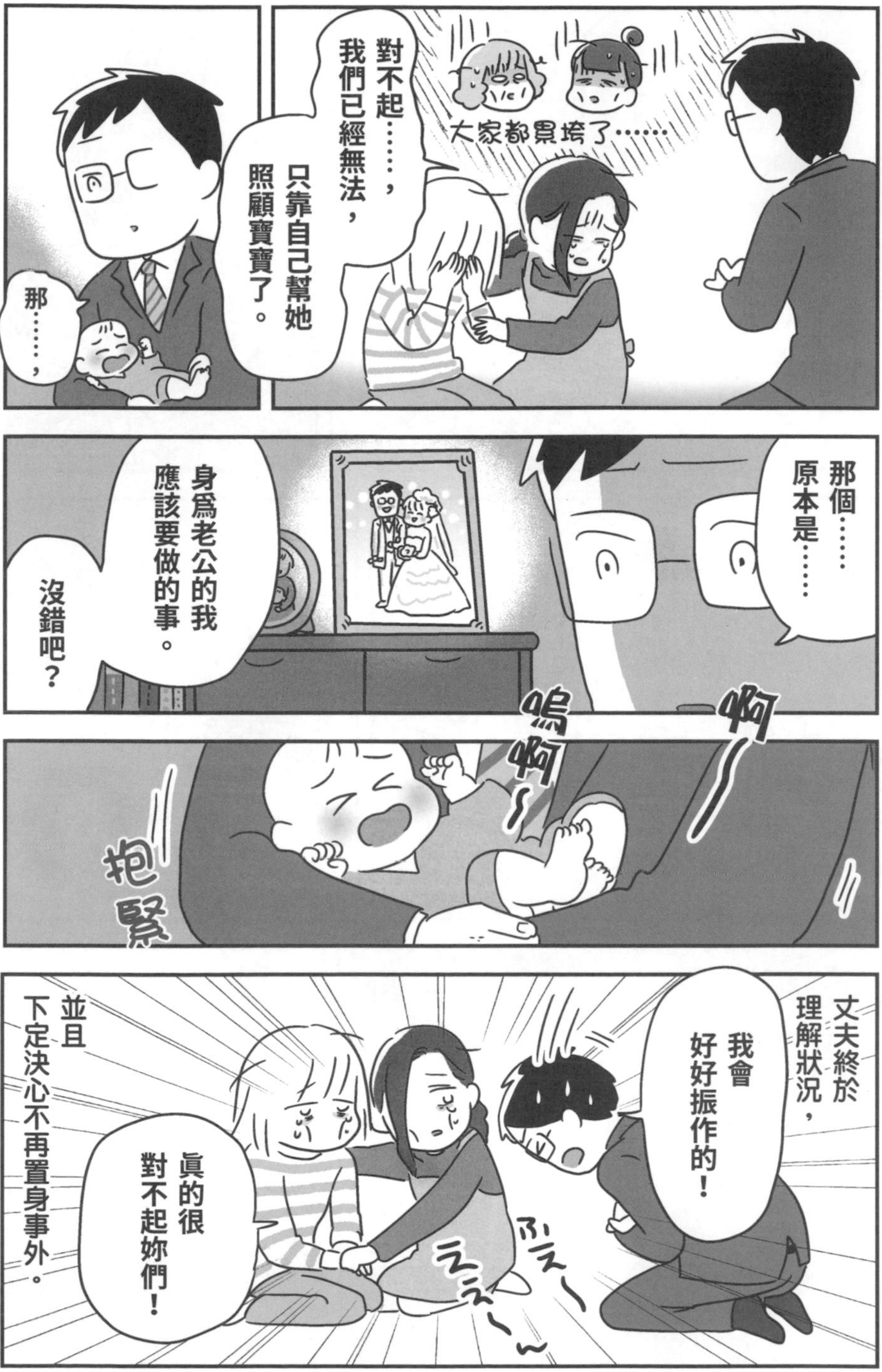
大家都累垮了……
對不起……，我們已經無法，只靠自己幫她照顧寶寶了。
那……，
那個……原本是……
身爲老公的我應該要做的事。
沒錯吧？
啊～
嗚啊～
抱緊
丈夫終於理解狀況，
我會好好振作的！
ふえ～
えぇ～ん
眞的很對不起妳們！
並且下定決心不再置身事外。
※哇啊啊

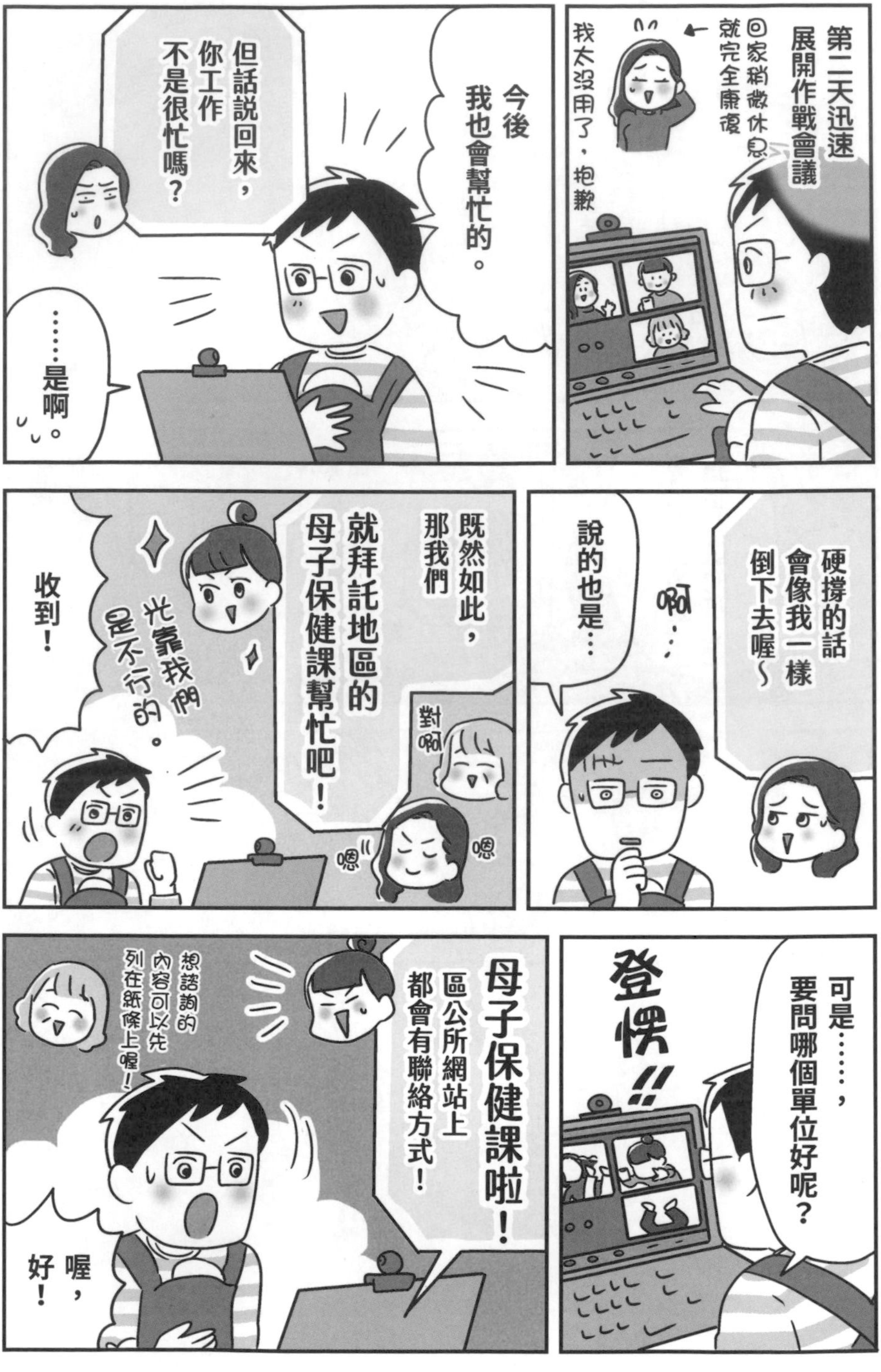
第二天迅速展開作戰會議
回家稍微休息就完全康復
我太沒用了，抱歉
今後我也會幫忙的。
但話說回來，你工作不是很忙嗎？
……是啊。
硬撐的話會像我一樣倒下去喔～
啊……
說的也是…
既然如此，那我們就拜託地區的母子保健課幫忙吧！
對啊
嗯
嗯
光靠我們是不行的。
收到！
可是……，要問哪個單位好呢？
登愣!!
母子保健課啦！
區公所網站上都會有聯絡方式！
想諮詢的內容可以先列在紙條上喔！
喔，好！

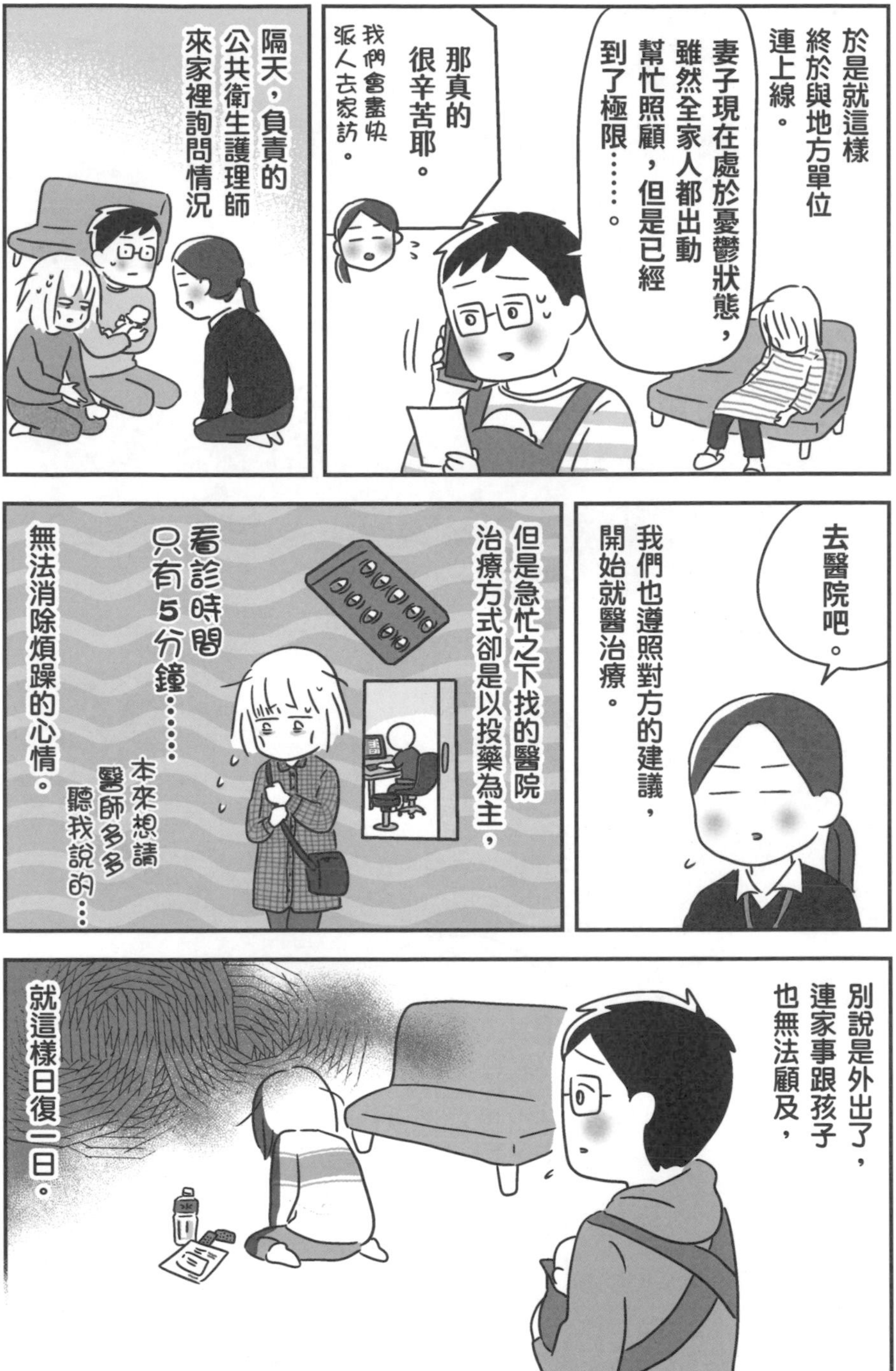
於是就這樣終於與地方單位連上線。
妻子現在處於憂鬱狀態，雖然全家人都出動幫忙照顧，但是已經到了極限……。
那真的很辛苦耶。
我們會盡快派人去家訪。
隔天，負責的公共衛生護理師來家裡詢問情況
去醫院吧。
我們也遵照對方的建議，開始就醫治療。
但是急忙之下找的醫院治療方式卻是以投藥為主，
看診時間只有5分鐘……
本來想請醫師多多聽我說的…
無法消除煩躁的心情。
別說是外出了，連家事跟孩子也無法顧及，
就這樣日復一日。

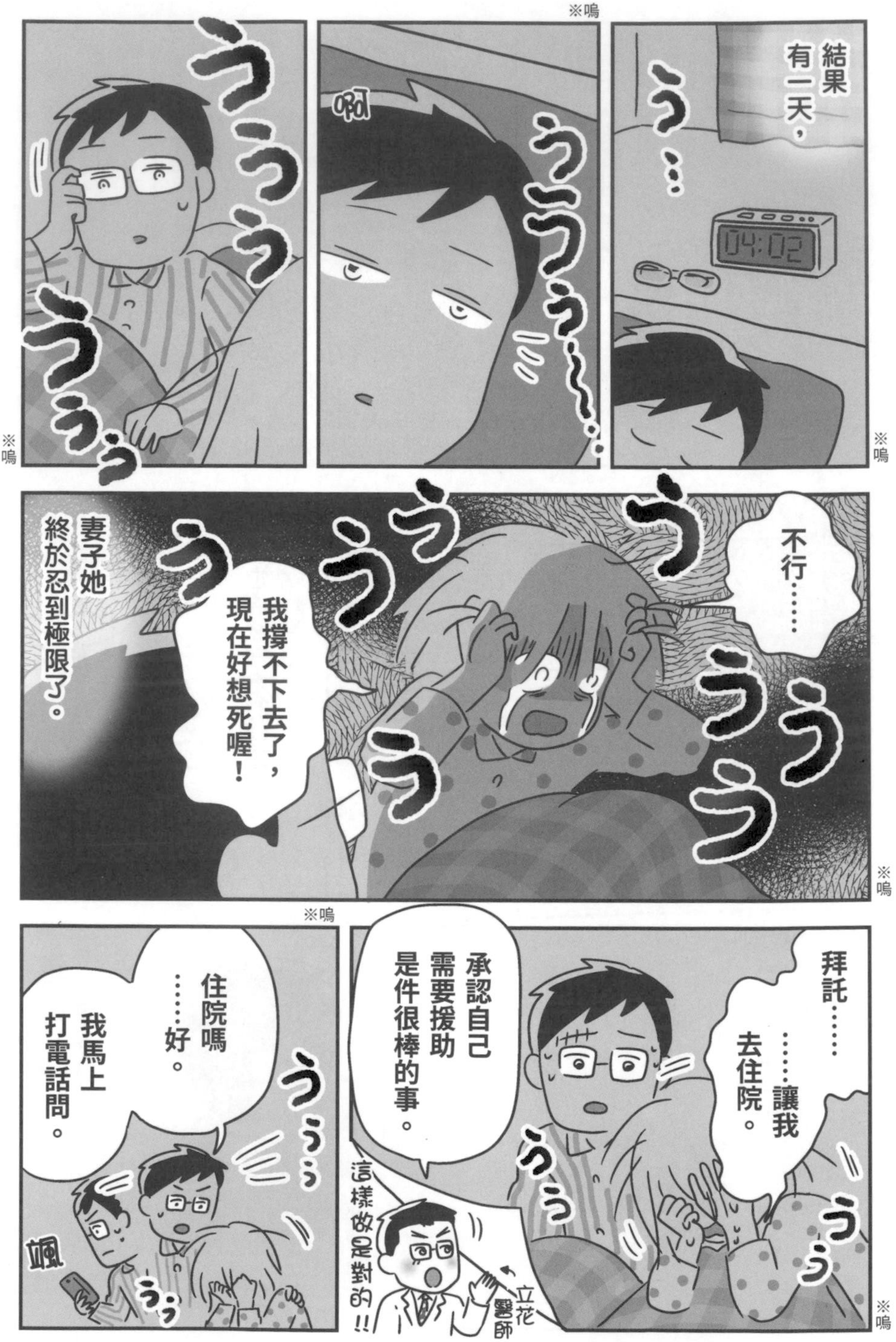
結果有一天，
う…
※嗚
啊
うううう～～…
※嗚
ううううう
※嗚
妻子她終於忍到極限了。
不行……
我撐不下去了，現在好想死喔！
うううううううう
※嗚
拜託……讓我去住院。
承認自己需要援助是件很棒的事。
這樣做是對的!!
立花醫師
うう
※嗚
住院嗎……好。我馬上打電話問。
ううう
颯
※嗚

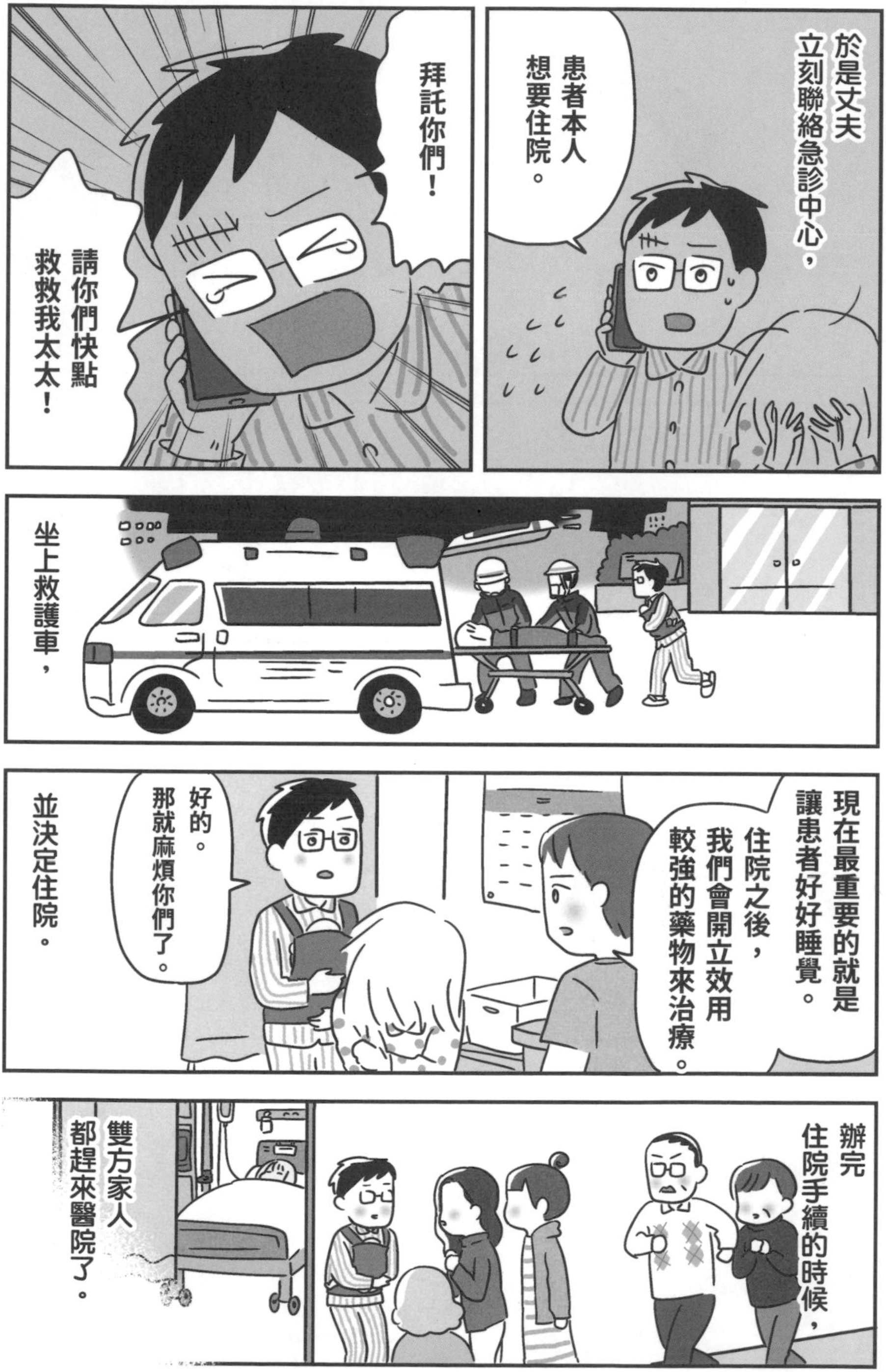
於是丈夫立刻聯絡急診中心，
患者本人想要住院。
拜託你們！
請你們快點救救我太太！
坐上救護車，
現在最重要的就是讓患者好好睡覺。
住院之後，我們會開立效用較強的藥物來治療。
好的。那就麻煩你們了。
並決定住院。
辦完住院手續的時候，
雙方家人都趕來醫院了。

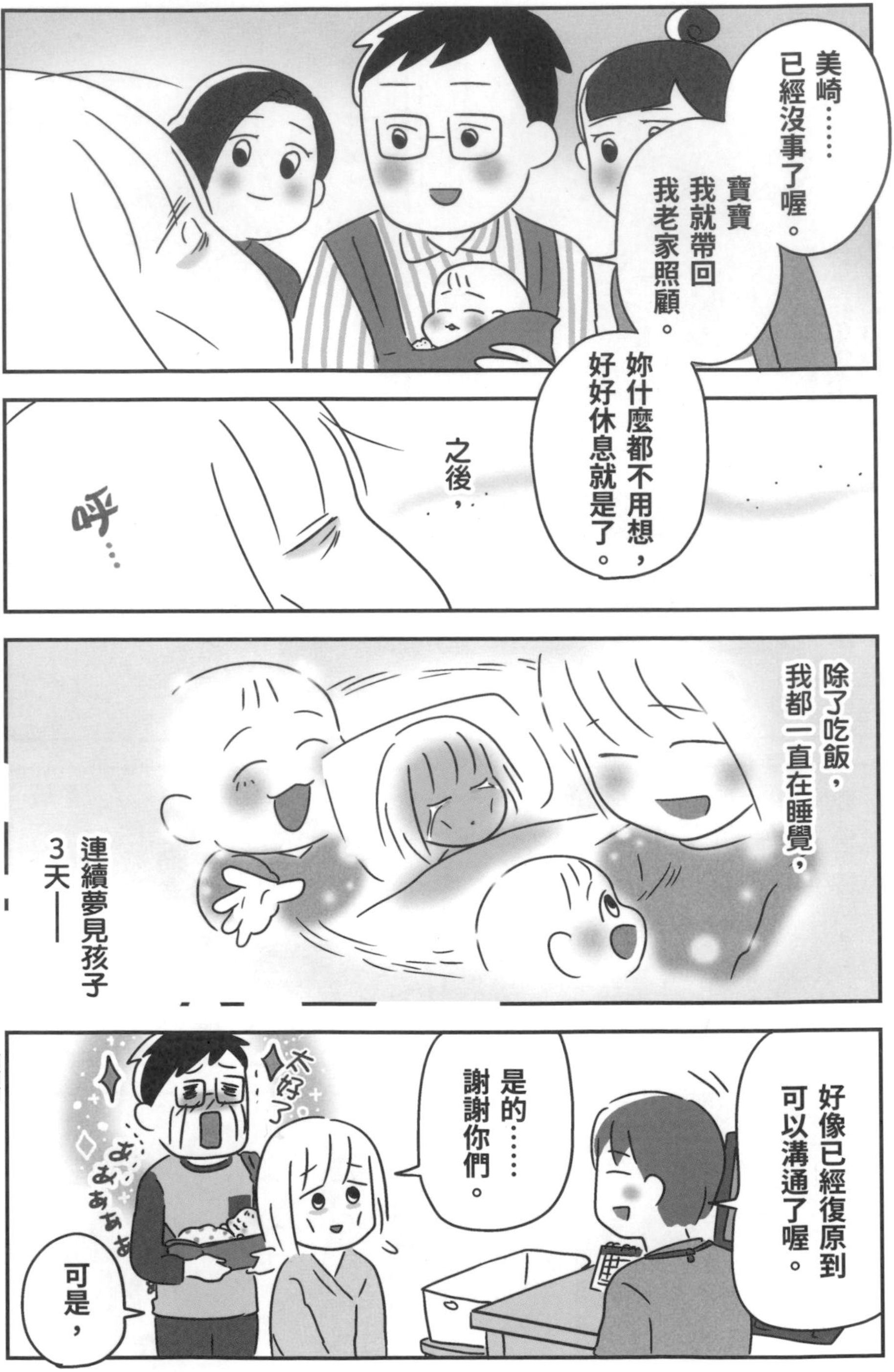

美崎……已經沒事了喔。
寶寶我就帶回我老家照顧。
妳什麼都不用想，好好休息就是了。
之後，
呼…
除了吃飯，我都一直在睡覺，
連續夢見孩子3天——
好像已經復原到可以溝通了喔。
是的……謝謝你們。
太好了
あああああ
可是，

※啊啊啊

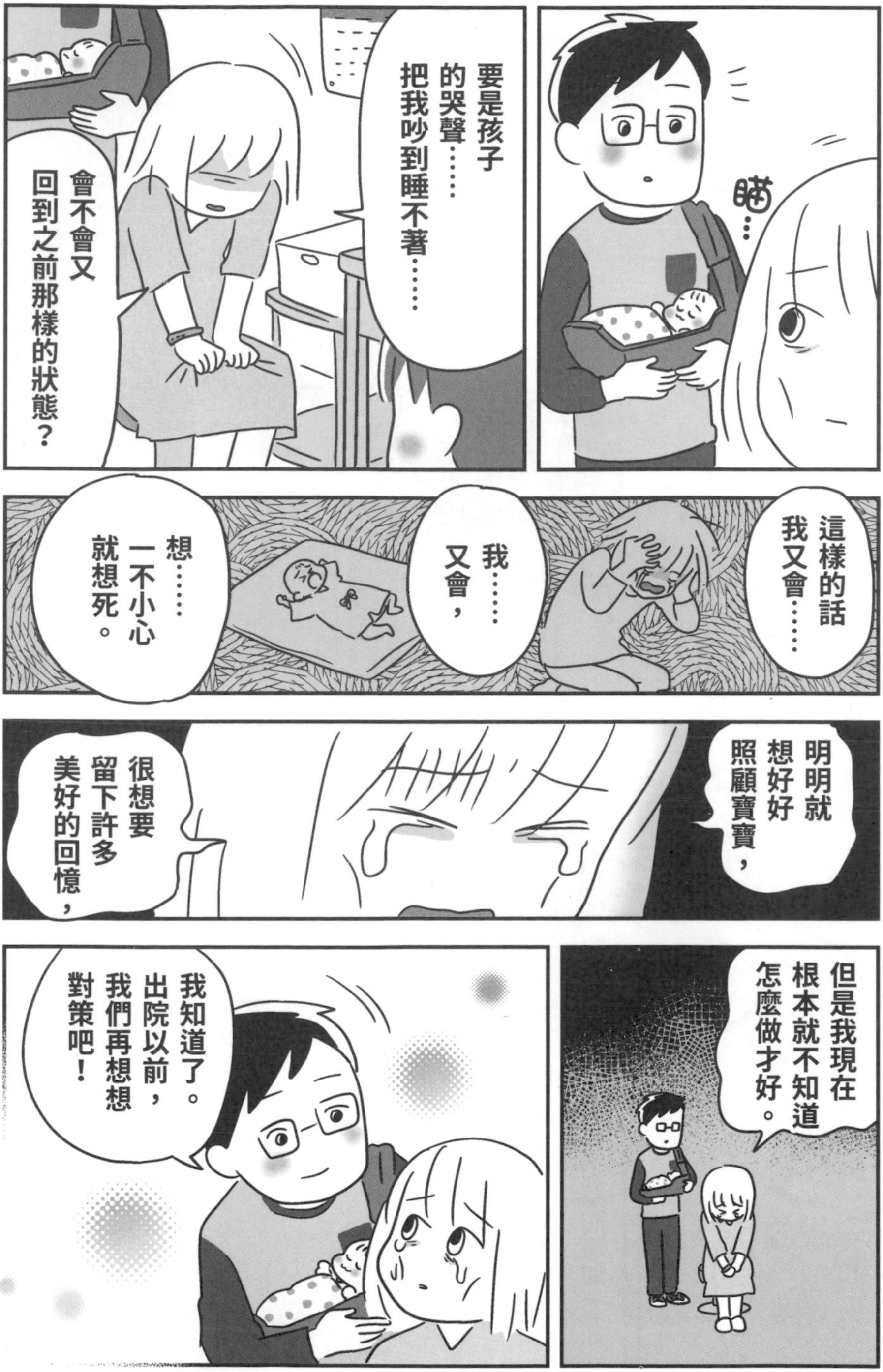
瞄……
要是孩子的哭聲……把我吵到睡不著……
會不會又回到之前那樣的狀態？
這樣的話我又會……
我……又會，
想……一不小心就想死。
明明就想好好照顧寶寶，
很想要留下許多美好的回憶，
但是我現在根本就不知道怎麼做才好。
我知道了。出院以前，我們再想想對策吧！

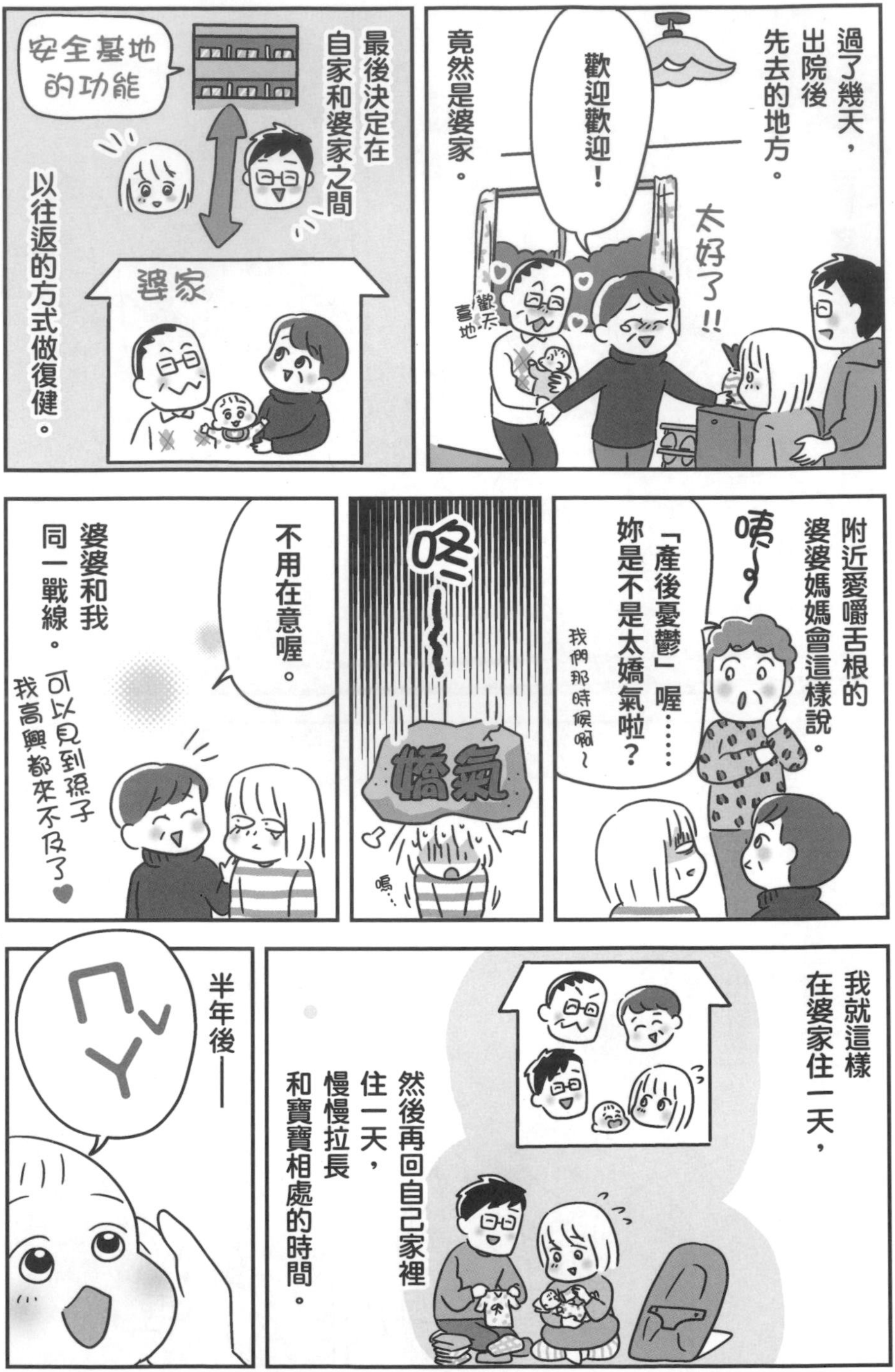
過了幾天，出院後先去的地方。
歡迎歡迎！
竟然是婆家。
太好了!!
歡天喜地
最後決定在自家和婆家之間
安全基地的功能
婆家
以往返的方式做復健。
附近愛嚼舌根的婆婆媽媽會這樣說。
唷～
「產後憂鬱」喔……妳是不是太嬌氣啦？
我們那時候啊～
咚～～
嬌氣
嗚…
不用在意喔。
婆婆和我同一戰線。
可以見到孫子我高興都來不及了♥
我就這樣在婆家住一天，
然後再回自己家裡住一天，慢慢拉長和寶寶相處的時間。
半年後——
ㄇㄚˇ

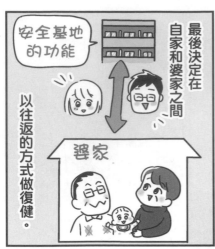

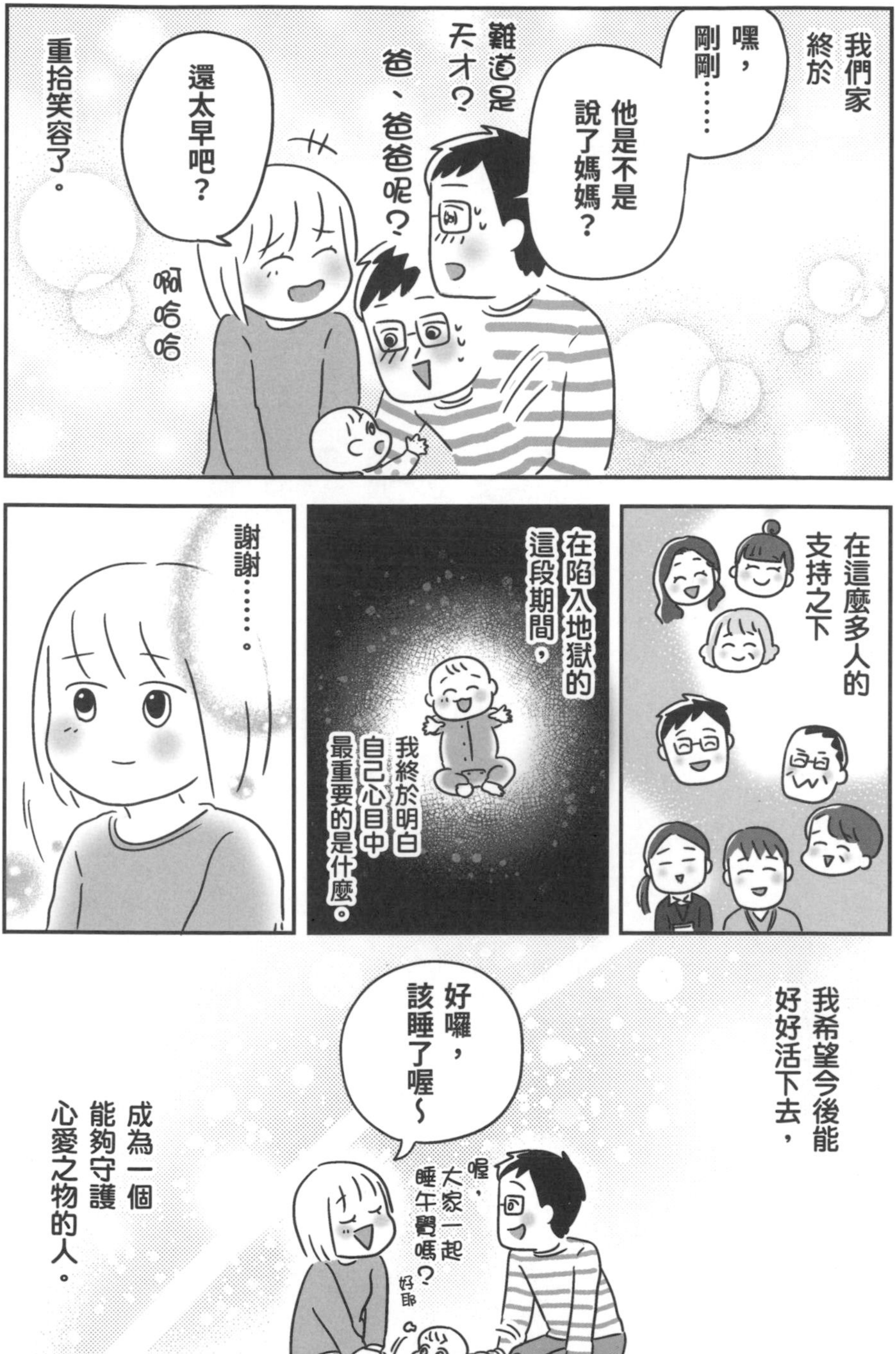
我們家終於
嘿，剛剛……
他是不是說了媽媽？
難道是天才？
爸、爸爸呢？
還太早吧？
重拾笑容了。
啊哈哈
在這麼多人的支持之下
在陷入地獄的這段期間，
我終於明白自己心目中最重要的是什麼。
謝謝……。
我希望今後能好好活下去，
好囉，該睡了喔～
喔，大家一起睡午覺嗎？
好耶
成為一個能夠守護心愛之物的人。

（結語）

會想要翻閱這本書的讀者應該有不少人正處於疲憊的育兒生活之中，或者身為產後媽媽的後盾正在提供援手。我自己是以母嬰健康爲志業，同時又是2個孩子的媽，所以從以前就常有人問我關於產後憂鬱症的事。此外，我也會遇到身邊重要的人深受產後憂鬱症之苦，而且情況嚴重到無法正常溝通，因此我開始幫她連絡公家機構，協助安排寶寶到托嬰中心，並四處打電話找尋住宿型的產後照護中心。

畢竟這是攸關性命的事情，所以我找了很多書，希望能夠了解產後憂鬱症與一般的憂鬱症有何不同，以便用淺顯易懂的方式向對方的家人說明。然而，卻找不到適合的書。我甚至曾經在清晨5點打專線尋求可以住院的醫療機構。這樣的經驗讓我覺得如果有一本網羅了緊急連繫單位等資訊的相關書籍，就能幫助那些已經沒有體力查詢產後憂鬱症支援系統的媽媽及家人。

其實我自己也在2020年生下第2個孩子，住院期間，日本政府首次宣布了緊急事態宣言。雖然孩子7個月就送去托嬰中心，但是眞正送去的次數少到用兩隻手就可以數完，也沒有參加過家長間的交流活動及運動會，當然更不要說是認識其他媽媽朋友了。平時都是一個人帶孩子的我，在孤獨的育兒生活中落淚的時刻不計其數。我是在長女滿周歲之後才開始有心情發現她的可愛。但是產後的那一年，「今天沒時間洗衣服、沒有時間去銀行」等當天無法完成的事，時常讓我的心情陷入低潮之中。回想起當時看到下班回到家的先生可以與外界社會互動，還能完成他應該扮演的角色，心裡忍不住嫉妒起來。我不僅哭過，也曾大發雷霆，感覺那時候的我，應該多少也有一些產後憂鬱的傾向。

當媽媽當了6年，我的身心才眞正意識到自己「是一個媽媽」。或許你會覺得很誇張，但我想告訴你「確實如此」。生了孩子並不代表能立刻成爲母親。這種情況就好比整整5年都沒有任何交通違規與事故就可以拿到的「黃金駕照」，身爲媽媽的人都得累積與寶寶相處的生活，才會覺得自己越來越像一個母親。因此，大家千萬不要責備自己無法扮演好媽媽這個角色，更不要認爲有這樣的媽媽，她的寶寶就很可憐。我們也才剛握住育兒這個方向盤，車子開不好是正常的，失敗也是正常的。

照顧孩子其實也是一堂「讓自己學習依靠他人的課」。大家務必記住，我們身旁一定有願意伸出援手、提供協助的人。

預防醫療・營養顧問　**細川モモ**

［日文版STAFF］
書籍設計　田辺有美（GURIPESS）
製作支援　江村和世（精神科醫生、一般社團法人ラブテリ）
DTP製作　鈴木庸子（主婦の友社）
構成　中根佳律子
責任編輯　金澤友絵（主婦の友社）

[參考文獻]
《母親のメンタルヘルス　サポートハンドブック》
《産婦自殺・母子心中をなくすための対応ガイド》
（皆為立花良之著，医歯薬出版株式会社出版）

妳的憂鬱我懂！產後情緒照護書
揮別產後憂鬱，讓專家陪妳走出情緒低谷

2024年1月1日初版第一刷發行

監　修　立花良之、細川モモ
繪　者　あらいぴろよ
譯　者　何姵儀
特約編輯　劉泓葳
編　輯　吳欣怡
發行人　若森稔雄
發行所　台灣東販股份有限公司
＜地址＞台北市南京東路4段130號2F-1
＜電話＞（02）2577-8878
＜傳真＞（02）2577-8896
＜網址＞http://www.tohan.com.tw
法律顧問　蕭雄淋律師
總經銷　聯合發行股份有限公司
＜電話＞（02）2917-8022

國家圖書館出版品預行編目（CIP）資料

妳的憂鬱我懂！產後情緒照護書：揮別產後憂鬱，讓專家陪妳走出情緒低谷/立花良之、細川モモ監修、あらいぴろよ繪; 何姵儀譯. -- 初版. -- 臺北市：臺灣東販股份有限公司, 2024.1
176面 ;14.8×21公分
ISBN 978-626-379-182-4(平裝)

1.CST: 產後憂鬱症

417.383　　112020721